朝日新書
Asahi Shinsho 834

ベスト・オブ・齋藤孝
頭を良くする全技法

齋藤　孝

朝日新聞出版

はじめに

「頭がいい」とは才能ではなく、脳の「状態」です。

誰にも頭のいい状態と、そうでないときがある。

誰もがやり方しだいで、頭のいい状態を手に入れられる。私はそう考えています。


私たちに与えられた生命が、種と環境の大いなる多様性の上に成り立っているように、頭がいい状態もまた多様性から生み出されます。

雑念や感情に流されず、情報を頭の中で整理し、ものごとを深く理解する。話の文脈に合わせて自分の考えを的確に表現する。

雑談からアイデアを得たり、変化する状況の中で柔軟に判断したり、優先順位をつけて問題解決の段取りをつける――。

こうしたことができるようになるためには、読む、書く、聞く、話す基礎練習に加えて、心と身体を整えなければなりません。好奇心と情熱の火をともし続け、人生のステージに合わせて自分を肯定的にとらえる習慣を持つことも必要でしょう。

あれもこれも、やらなきゃいけないのか。大変だな。

そう思った方がいるかもしれません。でも、心配には及びません。

本書をパラパラとみていただければ、すぐに「これは楽しそうだ」「いますぐ試せるな」という箇所がいくつも見つかるはずです。

人それぞれ頭のタイプは違います。頭のクセもあります。「何が自分に合うか」は試してみないとわからない。

自分という多様性の森を楽しみながら探検し、小さなことでも努力を積み重ねる。それができたとき、あなたは頭のいい人に向けて、もう歩みはじめているのです。

私はこれまでに約1千冊の本を出してきました。

「なぜ、そんなにたくさん本を出すのですか」「なぜ、書けるのですか」

よく聞かれるのですが、年々、自分の頭の使い方のコツがつかめてきているからかもしれません。考えながら書き、書きながら考える。自分の中の情熱に形を与える。そして、一冊の本を書き終えると、次に書くべき本のテーマがおのずと見えてくるのです。

今回、編集部の求めでこの「ベスト版」を作るにあたり、これまでの歩みを振り返ってみて、あらためて思いを深くしたことがあります。

私が一貫してテーマにしてきた「頭を良くする」とは、仕事に役立つ、人から尊敬されるといった目的を超えて、生きていく力、現実を変える力を与えてくれるものだと。

本書は、そんな信念で書き続けてきた多くの私の既刊から、短くエッセンスを抜粋して編んだものです。短ければ1行、長くても1ページほど。

アフォリズム（箴言《しんげん》）という文章形式があります。短文だからこそ、はり治療のように精神の深くに刺さるということがあります。言葉に触れていただき、心の琴線に触れたところを実践していただく。本書があなたの未来を切りひらく一助になれば幸いです。

ベスト・オブ・齋藤孝　頭を良くする全技法

目次

第2章　学ぶということ　55

第3章　読書の効用　91

第4章　心と身体とのつきあい方　119

第5章 コミュニケーションの極意 159

第6章　自己と人生

201

第7章　先人に学ぶ　227

＊出典図書名の括弧内は掲載ページ数を表します。
＊著者の意向により、読みやすさを考慮し、ごく一部に出典にはないルビを付加したり、表記を変えたりした部分があります。

編集協力：星　政明
佐伯秀子
田中　仰

第1章 仕事ができる人になる

仕事ができる人の定義

仕事ができる人とは、たくさん仕事をする人ではありません。長く仕事をしている人のことでもありません。要領よく仕事をこなしていける人のことです。言葉を変えれば、ムダな仕事をしない人のこと。最小限の労力で、最大限の結果を出せる人のことです。

『手抜き力』(14)

説得の「琴線」を探し当てる

ビジネスで人を説得するには、相手の「琴線」を探し当て、そこに触れるようにすること、そして、自分自身の思いを強く持ち、それを相手に伝えるようにすることが必要不可欠である。

相手を動かすには、こちらの言いたいことを理解してもらうだけでなく、共感してもらい、さらに行動に移させなくてはならない。「言いたいことはよくわかったし、アイデアはいいと思うが…」と言わせてはダメなのだ。

では、その「琴線」に触れるための要素について考えてみよう。

相手の気持ち（＝①感情）に配慮し、納得させるだけの材料（＝②美意識や価値観に訴える論理性）を持って、利害関係（＝③利得）を明確にする。この3つの要素を押さえる必要がある。

『ビジネス小説で学ぶ！ 仕事コミュニケーションの技術』（122）

「度胸、スピード、人脈」

例えば、どうしても自分の企画を通したいとき、いきなり上司に直談判するのも一つの方法ですが、説得材料が足りないかもしれません。

ならば社内外のキーパーソンに協力を求めればいい。（中略）

これはいわゆる〝根回し〟の一種ですが、ふつうの根回しに加えて、三つの要素が必要です。一つ目は度胸。言うまでもなく〝ハッタリ〟には不可欠です。二つ目はスピード。ダラダラと説得していては、ウソがバレます。（中略）

そして三つ目は、人脈です。キーパーソンは誰か、上下関係はどうなっているか、ふだんから把握しておく必要があります。加えて、すぐに電話をかけられる関係を多く築いておくことも必須でしょう。

実はこれらは、一般に「仕事ができる」と言われる人がだいたい持ち合わせているものではないでしょうか。人を動かすことが仕事の要諦《ようてい》だとすれば、それも当然かもしれません。

『田中角栄　人を動かす話し方の極意』（74－75）

エネルギーを無駄にする「後悔」と「とり越し苦労」

エネルギーを漏電させる二大要因は、「後悔」ともう一つは「とり越し苦労」だ。（中略）「とり越し苦労」が「こんなことが起きたらどうしよう」とむやみに心配することだとすると、「シミュレーション」のほうは「こんなことが起きた時はこうしよう」と想定して、対策を考えることと言える。

『前向き力』（19－20）

「天守閣」で人間関係を良くする

仕事をする上では「ほうれんそう」が大切だとよく言われます。

これはご存じの方も多いと思いますが、「報告・連絡・相談」という三つの事柄の頭を取ったものです。

これになぞらえて、私がお教えする秘訣は、「テンション・修正・確認」という三つの事柄の頭を取って「天守閣／テンシュカク」と命名しています。

『「疲れない身体」をつくる本』（151）

仕事のスピードを速める逆算思考

まず目的地を見極め、次にそこに至る最短コースを描く。時間を節約するためには、

こうした「逆算するデザイン力」が重要です。（中略）

忙しい人は、もともと一つの物事に費やせる時間が少ししかありません。途中で迷っている暇などないので、常に最短距離を探す努力を心がけます。そうして訓練しているうちに、自然と「逆算思考」が身につくので仕事のスピードがアップし、結果として時間に余裕が生まれるのです。

『最強の人生時間術』(46)

忙しい人ほど時間を生み出す理由

よく「忙しい人ほど時間を生み出している」と言いますが、それを可能にしているものこそ、この「こちらから追いまくる」という段取り感覚なのです。（中略）

仕事をスピーディーにこなすためには、まずこの仕事で求められているものは何なのかということを考え、この仕事の目的はこれだという「ゴール地点」を明確にしておくことが大切です。

『最強の人生時間術』(45)

会議での発言は15秒以内を意識する

会議のような場で発言するときは、15秒以内に収めるように意識しましょう。私の経験から、15秒以内に発言を収めると、周りから嫌がられないで済みます。

話すときには必ず時計を手元に置きます。話している時間がどのくらいか、常に自分の目で確認しながら話すようにするのです。ちなみに私は、いつもストップウォッチを持っていて、自分が発言するときに時間をはかるようにしています。秒単位で時間をはかるには、ストップウォッチがおすすめです。

『10歳若返る会話術』(59-60)

ストップウォッチを携帯せよ

「一分」の感覚を養うためには、まずストップウォッチを手に入れることだ。それも腕時計のストップウォッチ機能を使うのではなく、スポーツのタイム測定などで使う〝本物〟がいい。高いものである必要はまったくないが、文字やボタンは大きいほうが使いやすい。これを常時机の上に出しておけば、〝ストップウォッチ生活〟の始まりだ。

実は勉強やビジネスとストップウォッチとは、相性が非常にいい。デートの最中にストップウォッチを持ち出せば、きわめてまずいことになるだろう。効率を追求しているわけではないからだ。しかし勉強やビジネスは、基本的には効率を追求するものである。だから逆にいえば、そういう場でストップウォッチを机の上に出していないこと自体、むしろ私には信じがたい。あらゆる企業の全社員が、ストップウォッチの常時活用を常識化させてほしいとさえ思っている。

『1分で大切なことを伝える技術』（28−29）

夢の実現の第一歩は段取り

企画を実行していくというのは、端的に言えば、段取りを考えることなのです。いかがですか、急に「現実的」になった気がしませんか。「夢」は段取りしない、段取りするのは「現実」です。段取りというのは、企画を実現するための魔法の言葉と言ってもいいかもしれません。

『考え方の教室』（153）

努力を苦にしないようになるには

ここが非常に大事なところだ。段取りを意識することのよさは、先を見越しているので、反復する努力をいとわなくなることだ。先が見えない努力はつらい。しかしこれを続けていれば、必ず質的な変化が起き、少しでも変化すればそこを増幅すればいいと分かれば、反復も続けていける。これが上達の基本だ。

『段取り力』（88－89）

失敗は「段取りの悪さ」と心得る

特別な天才や芸術家を除けば、私たちの間にそれほど大きな才能や能力の差はない。ただ段取りのいい人と悪い人がいるだけだ、と私は思う。普通は、何かに失敗したとき、自分には才能がないとか、能力がないと言ってしまう。しかし才能や育ち、環境のせいにしてしまうと改善のしようがない。改善のしようがないから、努力もしない。だが「段取りが悪かったからうまくいかないんだ」と考えることで、対処法が違ってくる。これが重要なポイントだ。

『段取り力』(11)

「手抜き」の力が野性の感覚を養う

仕事における野性感覚とは、その場の状況に合わせて臨機応変に対応する姿勢であり、能力なのです。これからの社会を、これからのビジネス・シーンを生きるために、現代人はこの野性感覚を取り戻す必要があると、私は思います。

そして、そのためのスキルが「手抜き力」だと思うのです。

その場その場で判断せざるを得ない状況では、時間や手間に大きな制約があることがほとんどです。そこで臨機応変に対応するには、できる限りのムダを省かなければなりません。ライオンが襲って来たら、シマウマはとにかく最高速度で、安全な場所までの最短コースを逃げる。ムダは命とりになりかねませんから。

『手抜き力』(79)

臨機応変とはポジティブな手抜き

手間をかけ過ぎる人は、後の融通が利かない対応マニュアルをつくってしまいがちです。相手があることで自分だけではコントロールできないのに、100%ガチガチのスキのないものを用意しようとする。

先が読めない場合は、出たとこ勝負で、「相手に会わなきゃわからないんだから、6割方のたたき台でいい」、と力を抜いて臨むほうが、むしろ仕事効率もアップします。

ポジティブな手抜きで準備して、後は現場で臨機応変に対応する。それが融通を利かせるということなんです。

『手抜き力』(35)

「完璧にやる」という力みを捨てる

仕事においては、完璧にやろうとすると一歩目が踏み出せない。その結果、期限に遅れてマイナス評価を受け、ますます後ろ向きになってしまう。(中略)

大切なのは「完璧なものをつくる」ことではなく、とりあえず求められた分量の仕事を期日までに仕上げることだ。

『前向き力』(78-79)

「準備、融通、フィードバック」

いささか地味ですが仕事や業務関連の三原則として「準備、融通、フィードバック」というものも作りました。（中略）

まずは「準備」。大事なのは事前の準備をすることです。何かやる時に、手ぶらでいくのではなくて、少なくともプリント1枚くらいは作って参加しようという心構えです。（中略）

次に実際の作業に入ったら「融通」が大事です。準備はしていくけれど、想定外のことが発生した時は、準備したことにこだわると失敗します。現場では融通を利かせる必要があります。現場の状況に合わせて対応を変えていくのです。（中略）

そしてもろもろ終わった後には「フィードバック」です。

作業、仕事や試験が終わったら、必ずフィードバックが必要です。つまり自分がやったことを見返して、評価、反省するという作業ですね。

試験を受けた後、答え合わせをして間違った問題はなんなのか、間違った原因は何なのかと考えて、次の準備に反映していく。仕事でもなんでもやりっぱなしにしないで、その結果について検証して、変えるべき点、改良すべき点を考えて次につなげることが大事だよということです。

『アイディアの神が降りてくる「3」の思考法』（164-166）

評価のフィードバックを習慣にする

恥をかくのがこわいというのは、結果が出ることをおそれているのだから、いつも評価をフィードバックすることを習慣にして慣れてしまおう。（中略）

ふだんの生活で結果をフィードバックする練習をするとしたら、毎日体重を計るのはどうだろうか。毎朝、体重をはかって、手帳やカレンダーにつけるということを機械的にやっていく。最初のうちは体重の増減にショックを受けたり、喜んだりするかもしれない。だが毎日数字を記録していくうちに、感情を流せるようになる。

『前向き力』（61-62）

全体像をつかむことで疲れが軽くなる

自分の目の前の仕事しか見ていないと、果たして自分のしていることが結果に結びついているのかいないのか、わかりません。だから疲れるのです。

仕事の全体像を把握することは、ムダを省き、仕事の効率をアップさせるという効果の他にも、自分の仕事の結果がわかるようになるので、「やり甲斐」が持てるようになるというメリットがあります。

自分はどんな結果を求めているのか。そのために今、何をやっているのか。

こうした、より効率的な、ムダのない仕事ができるようになれば、かなり頑張ってもあまり疲れないものです。

『「疲れない身体」をつくる本』(78)

「間」の障壁を詰める工夫

自分の日々の仕事でも、他者とのビジネスでも、一つの区切りで終えてしまうと、どうしてもそこに「間《ま》」が空いてしまうので、次を始めるときにそこに見えないハードルができてしまいます。仕事終わりに、そのときの余熱を利用して次を少しだけ続けてやっておくと、そうした心理的ハードルをなくすとともに、改めて何かを始めるときにつきものの打ち合わせや会議などを一回省くことができるということです。

『最強の人生時間術』(91)

仕事をサイクル化するとストレスが減る

ゴールデンウィークまではこうやろう、夏まではこうやろうと、サイクルにしていく。サイクルという考え方をもつと、三カ月で辞めてしまうということにはならない。仕事のとらえ方が年単位になる。自然の四季のサイクルのように、仕事を進めていくと、ストレスが少ない。

『〈貧乏〉のススメ』（135）

「1日3分割法」でメリハリを

これをもっと意識的に行うのが「1日3分割法」です。

1日をはっきり3分割し、それぞれの時間帯をどう過ごすか、何をやるかを具体的に決めて習慣化していくのです。すると仕事や作業が効率よく進み、1日の中身が濃くなります。

午前中はとにかくルーティンワークに集中する、午後は最も大事なことをやる、夜は残業をなるべく早く終えて、あとは好きなことをしてリラックスするというのでもいいでしょう。あるいは午前中に重要な仕事を全力疾走で行い、午後は事務的な作業などでややまったり過ごし、夜は最も興味のあることに時間を割く……というように、その人のスタイルに従って3つの時間帯の「テーマ」を決めて活動すると、漫然と1日が過ぎていくということがなくなります。

『アイディアの神が降りてくる「3」の思考法』（185－186）

仕事は質ごとに分類して、無駄な時間を省く

さまざまな細かい用事を一つずつその場で処理するのではなく、あらかじめ質ごとに分類し、ある程度たまってから一気に片づけるということです。

時間の使い方で一番よくないのは、質の違う活動を混ぜてしまうことです。

たとえば、せっかく集中して原稿を書いているのに、電話がかかってきたので出てしまう、というようなことです。

『最強の人生時間術』（54－55）

無駄なエネルギーを使わない

とにかく「こうなったら、こうしてしまう」というセットをつくってしまうと、そこ

には意志や考えは存在せず、よけいなエネルギーが消費されないから、疲れない。ものぐさな人間にとっては、この「エネルギーを使わない」というところがポイントになる。だから私は入る喫茶店も決めてあるし、注文するものもいつも同じものにしている。そうすれば、「どの店に入ろうか」とか「何を頼もうか」などとよけいなことを考える必要がない。考えない分、疲れないので、仕事にスッと入れる。

『前向き力』(94)

「念のため」と「一応」をやめる

ムダを省くという手抜き力を身に付ける際に、ぜひとも決別していただきたいNGフレーズがあります。

それは「念のため」と「一応」。

仕事をする上でも、誰もが日常的によく使っている言葉だと思います。万が一のケースを見据えたリスクマネジメント的発想から出てくる言葉ですが、この「念のため」

「一応」こそ、ムダな時間やムダな手間を生み出す手抜き力の大敵なのです。

『手抜き力』（62）

仕事にプライドを絡ませない

人格やプライドと仕事・作業は切り離して考えると、うまくいく。

『「対面力」をつけろ！』（160）

天職はギフトである

望んだ職が天職だというのは、言葉の使い方に誤りがあります。なにかいろいろとやっているうちに、「あ、これですか？」と、むこうから囁きかける。なにせギフトですから。この感覚を忘れないように。でも「意外だなぁ」と驚く反面、「たしかにしっくりくるかもなぁ」と本人はわかっているんです。「なるほど」と。「これに出会うのは必然だったんだな」と。こうなると強い。

『人生練習帳』（258）

〝フリーランス精神〟をもとう

自分にオファーがあるうちが華なんだと思って、仕事の経験値をアップさせていく。それが将来的なリスクを減らすことになる。信用を得る、経験が増える、こうした信用と経験値がすごく大きい。経験値があれば次に行っても仕事があるし、信用があればくびを切られにくい。

目先の金額ではなくて、とにかくオファーがきたらやる。安定しているときから、フリーランスの感覚を磨《みが》いておくことだ。

『〈貧乏〉のススメ』（95－96）

組織の中にいても、リピーターづくりを目指す

いまの社会は、リクエストに応えられないことには次に仕事が来なくなってしまうという点で、組織の中にいてもみんながクライアントをもっているような状況だ。喜んでもらい、リピーターになってもらうことを目指す。そういう意識をもてる人であれば、組織にいても、その組織の外に出ても通用する。

『「意識の量」を増やせ！』（167）

初めに結論を書け

「用件は便箋《びんせん》一枚に大きな字で書け。初めに結論だ。理由は二つ三つを箇条書きにせよ。この世に三つでまとめきれない大事はない。話は聞いても忘れるが、紙は手許に残る」

（『オヤジの知恵』早坂茂三／集英社文庫）（中略）

「便箋」かどうかはともかく、私も「紙一枚」にまとめることはよく実践し、推奨もしています。例えば学生の進路相談を受ける際も、紙を前にして書きながら話すのがいつものスタイルです。「ここにA、B、Cという三つの選択肢がある。Aに行けばこうなるし、Bに行けばこういう可能性もある」といった具合に問題を整理していくわけです。

（中略）

だいたい紙一枚を前にしたコミュニケーションというものが、もっと普及してもいいと私は考えています。お互いにペンを持ち、意見を交換しながらキーワードやキーフレーズなどを書き込んでいくわけです。これなら情報を共有できるし、誤解も生まれにくくなります。議論をシンプルにして、脇道に逸《そ》れることも防げます。終わった後でコピーして持ち帰れば、証文にもなるでしょう。（中略）

そしてもう一つ、「結論を先に書く」というメッセージも重要でしょう。もともと手書きは口頭やパソコンより不便なため、できるだけシンプルにまとめようとする意識が働くメリットがあります。これを利用しない手はありません。

『田中角栄　人を動かす話し方の極意』（97、99－101）

コントロールできないことは割り切る

上司が自分を出世させてくれるか戦力外と見なすかは、ある程度は努力できても、最終的にはコントロール外です。だから、その結果については深く考えても仕方のないことです。

その割り切りによって、人を恨むことも、自分自身を疑うことも少なくなります。

『齋藤孝の絶対幸福論』（97）

今直面しているものから楽しみを見つける

しかしもう一つ、どうせ仕事からは逃れられないなら、いっそ開き直ってその中から楽しみを見出していく手もあります。それが「自己目的的」ということです。ある程度の経験を重ね、酸いも甘いも噛《か》み分けた中高年のほうが、楽しみ方の勘所も押さえやすいのではないでしょうか。

『バカになれ』（138）

ゴールまで徹底する意識

できる人の特徴は「ここまでいけば、あとは大丈夫」というところまでを徹底的にやる。

『身体の知恵』（212）

天才の定義

「全部わかっていて、全部説明できてしまうという、認知力と認識力をもってクリエイティブな活動をしている人」。これが正しい「天才の定義」だと思います。つまり、偶然に任せている人は天才ではないわけです。

『人生練習帳』（277）

リーダーは誇張も許される

あらゆるリーダーにとって、角栄から学ぶべきことは多いと思います。人は明るいビジョンを語る人を支持するのです。ビジョンを語れない人がリーダーになることは難しい。しかもそのビジョンも、単に冷静な分析に則《のっと》ったものだとすれば、あまり勢いが出ません。多少強引でも、明るい気分になれるものに人は惹《ひ》かれるのです。（中略）

その場を明るくするためなら、多少の誇張も許されるのです。

『田中角栄　人を動かす話し方の極意』（116）

求心力を構成する「器の大きさ」と「情」

私たちは自分自身について「有能か無能か」と問いかけることはある。だが、「求心力があるか、ないか」と問いかけることは滅多にない。だが私たちが「リーダー」を目指すならば、有能である前に、求心力がなくてはならない。

たくさんの人たちの気持ちを一身に集める。そのために、「器」の大きさが必要なのだ。

だがこれだけでは足りない。器のサイズだけでは人は動かない。人を突き動かすファクターこそ、「情」なのだ。

『ブレない生き方』(74-75)

「3」は万能の思考ツール

三段跳びに象徴されるように、3には物事を発展させ、飛躍させる力がある一方で、物事をまとめ、分類し、しっかり定着させるのにも力を発揮します。そして3のパワーは「思考する時」に最大限に発揮されます。3は考えるための最強のツールだというのが私の結論です。

具体的にいうと「物事を3点にまとめることで本質が見える」「アイディアを3つ出すとバリエーションが生まれ、成案を得やすい」「課題を3段階に分けることで考えが広がっていく」……要するに3を意識すると、思考が豊かになり、かつ整理もつく。「広げる」と「まとめる」という相反することが同時に可能になるという万能の思考ツールが3なのです。

『アイディアの神が降りてくる「3」の思考法』(4-5)

第2章　学ぶということ

成功するには単独者であれ

群れて成功した人はいない。

何かを勉強しよう、学ぼうというときには、まず群れから離れて一人で立つ。これが基本姿勢だ。頭のよし悪《あ》しや、本をたくさん読んできたかどうかより、単独者になれるかどうかが問われる。

『孤独のチカラ』(28)

誰が出る杭を打つのか

「出る杭《くい》は打たれる」(中略)

この慣用句にまどろむ状況は、ある問いが問われることがないことで保証されている。その問いとは、すなわち、「出る杭を打っているのは誰か」という問いである。この打つ主体は、被害者意識が蔓延《まんえん》する中で見えにくくなっている。

では一体、誰が出る杭を打っているのか。

『くんずほぐれつ』（163、165）

覚悟を決めると成功への空気が生まれる

仕事でも勉強でもそうだが、できるようになろうと思ったら、「素直さ」と「覚悟」が大事だ。素直さがないと学べない。しかし素直なだけで、覚悟がないと身につかない。特にこの「覚悟」に当たる部分が大切である。（中略）

空気の力はひじょうに大きい。その空気をつくるために覚悟を決めさせるのである。ふつうは覚悟をすると疲れるような気がするが、それは間違いだ。覚悟を決める、つまり開き直って、空気をつくってしまったほうが楽になる。

『前向き力』（119、121）

「もう知っている」という態度を捨てる

もう知っている、という態度を徹底的に捨て去ることで、この世界をまるで今生まれたばかりのように新鮮に、美しく感じることができれば素晴らしいことではないでしょうか。

実はそれができるのが、芸術家や詩人なのだと思います。画家はよくモチーフと呼ばれるものを繰り返し描きます。モネが睡蓮を、セザンヌがサン・ヴィクトワール山を何度となく描いたように。それは当たり前のように咲いている花にも、いつもそこにある山にも常に新しい何かを見出したからでしょう。

『生きることの豊かさを見つけるための哲学』(153)

日本が失った「勉強する意欲」

私は、バブル崩壊以降、日本が失ったものは、藤田嗣治の持っていたような「勉強する意欲」だと思う。バブル崩壊でたくさんの不良債権が生まれ、「失われた一〇年」と言われたが、失ったのは利益だけではない。もっと大切な学ぶ意欲が失われてしまったのではないか。これは、「心の不良債権」だ。この後処理を私たちは急がなければならないのではないか。

『ブレない生き方』（119）

「初めて」の実感が人生を豊かにする

子どもの頃を思い出してみると、多くの人にとって小学校時代の六年間は、直近の六年間よりも断然長く感じられたはずです。（中略）

一説として、人生全体が長くなるほど一年の比重が小さくなるからだとも、細胞の代謝の速度が影響を与えているからだとも言われますが、私の仮説は、人間の時間感覚に影響を与えているのは「初めて」の実感である、というものです。

小さい頃は、毎日が新鮮で豊かだったはずです。一日のうちにいくつもの新しい体験があり、その人の中に色濃く残ります。

『生きることの豊かさを見つけるための哲学』（23－24）

自意識過剰から「大いなるもの」を感じる境地へ

自己を離れて大いなるものと一体化しながら生きていくと感動が多くなります。この世に生まれて良かったと思う経験も増えます。もし物事を心底楽しめないとすれば、それは自意識過剰で中途半端な知性しか持ち合わせていないからです。

やたらと理屈にこだわる時期があったとしても、あくまで発達段階としてならいいでしょう。それを乗り越え、自分を解き放つ練習に入っていくと、より大きな世界を直接感じ取るような境地に至ることができるはずです。それが人間であることの醍醐味ではないでしょうか。

『知性の磨き方』（153）

頭がいい状態を増やす

私は、頭のよさとは基本的に「状態」であると考えています。頭のいい人、悪い人がいるのではなく、誰にも「頭のいい」状態のときと、そうでないときとがある。その「頭のいい」状態とは、何かが何かとつながったときだと思います。

アインシュタインのような天才が「$E=mc^2$」を思いついたときだけがパッと明かりが灯る瞬間ではなく、たとえば分数のかけ算ができなかった子どもが、できるようになったときの「あっ、わかった！」「できた！」といううれしさもまた、意味をつかまえられた喜びです。誰もがそういう瞬間を知っているわけです。

その喜びをもっと味わいたいと考える人は、頭のいい状態を増やしていく努力を積み重ねていける。それが知的な人なのです。

『文脈力こそが知性である』(30)

お金を払う行為とクリエイティブの関係

適度に面白いものが、タダでずっと手に入るとなると、完全に時間を食われてしまう。そこで情報を得ている気分になるけれど、情報という程度では、次の自分がお金を得るだけのクリエイティブな能力は決して身につかない。学び、トレースして、実際につかみとって、初めてクリエイティブな能力は身につく。

『〈貧乏〉のススメ』(36)

変化に対応できる判断力

知性は、柔軟であることを本質としています。状況に適応していける生物だけが生き残るように、刻々変化する状況の中で柔軟に対応できる判断力、これが知性です。教養があることで、短期的な視野の狭い考え方から脱却することができます。歴史を知り、思考の基本を身につけることで、人に操られるのを防ぐことができます。常に、「本質的かつ具体的」に思考する習慣を練習して身につけること。これが知性の磨き方の基本トレーニングになります。

『知性の磨き方』（203）

公的な発言には知性が必要だ

公道を走るには運転免許が必要なように、本来は、公的な場での発言をするには知性のトレーニングが必要です。現在は、「特別な練習もしていないのに、いきなり公道に出て運転していた」というのと同様な事態がネット上で起きています。

他者を不確かな情報で一方的に批判したり、差別的な言葉を使ったりすれば、致命的な事態を招きます。何かいう前に、「これをいったらどういう影響が出るだろうか」といったん立ち止まって考える習慣を持つだけで、随分知性はアップします。「予測力」は事故を起こさないために最も大切な力です。

『知性の磨き方』（204）

大人が勉強をする理由

大人の勉強の目的は、自分で決めることができるのです。だからこそ、終わりはないし試験もない。深掘りすればどこまでも深く、無尽蔵に情熱を注ぎ込める対象になり得ます。勉強の楽しさに目覚めれば、一生退屈することなく人生を過ごせるのです。

『バカになれ』（73）

人は向上している限り若くいられる

人は、何かを学んで向上している時は、若くいられます。とくに自分より年下の先生に習っていると、精神が若返っていくことが実感できます。

『55歳からの時間管理術』（134）

「学ぶ」ことで「自己肯定」ができる

現代は生きる目的を見つけにくく、死にたい気持ちがいろいろな形で襲ってくる時代です。そんな中にあっても、どんな人でも学んでいる自分は好きでいられるはずなので、「学ぶ」ことによって自分を愛することができます。つまり、「自己肯定」ができるのです。

それはアイデンティティがあることでもあります。アイデンティティは自分自身であると同時に、他者と大事な部分を共有していることも意味します。（中略）

それがあることによって、自己肯定感が生じてくるので、自殺しにくくなったり、他者に対しても余裕を持てたりします。

『人はなぜ学ばなければならないのか』（65－66）

思考時間を延ばす実践的訓練

私は教育方法の研究者として、生徒たちの思考時間を延ばすにはどうすればよいかを研究し続けてきました。その結果、呼吸と思考が深く関係していることがわかってきました。

簡単にいうと、息を吸った瞬間に思考が途切れるので、思考を続けるには吐く息を主とした呼吸を持続させる必要があるということです。

私自身は呼吸の訓練をしているので、1分間に一度か二度息を吸うだけで話し続けられるのですが――見ていて苦しくなるので、お願いですから息を吸ってくださいと学生から言われるほどです――普通の人が考えた言葉を話しながら息を吐き続けるとなると、15秒が限界でしょう。

ですから、まずは「考えたことを15秒でコメントする」訓練に取り組んでみてください。

『思考中毒になる!』(113-114)

知性は生きる息苦しさから人を解放する

語彙力が身につくことのよさは何かといえば、言葉を手に入れることによって、物事を明晰《めいせき》に認識できるようになること。その状況を対象化して捉えられるようになること。その結果、強くなれることです。

そして、知性を身につけるとは、一つの狭い世界だけに囚《とら》われなくなることです。知性を身につけるというのは、気取った話をすることや、わけ知り顔で蘊蓄《うんちく》を並べることではありません。生きていることをより豊かにする、力強くすることだと私は思っています。

『文脈力こそが知性である』(63)

教養豊かな人ほど、発見が多くなる

驚くべきことに驚けるのは、実は教養があるからです。知識豊富で教養豊かな人は、もうあまり驚くことがないのではないかと思うかもしれませんが、逆なのですね。知れば知るほど、心の底から驚くことができるのです。

『読書する人だけがたどり着ける場所』(99)

「後悔」と「反省」を区別する

「後悔」はやったことを悔いるだけだが、「反省」は次に活かすためにする。よくグチャグチャと後悔はするが、反省をせず、同じ過ちを繰り返す人がいる。それは「後悔」だけして「反省」をしないからである。そこを抜け出すためには、「後悔」と「反省」をきっちり分けて、後悔はせず、反省をする癖をつけることが大切だ。

『前向き力』（16）

豊富な語彙は豊かな五感につながる

言葉と感覚を対立させて考えようとする論を時折見かける。しかし私の考えでは、両者は対立するものではない。言葉が繊細に使えれば使えるほど、五感もまた研《と》ぎ澄まされる。

『読書力』（121）

何をおいても母国語能力

私はすべての学力の基本には、母国語能力があると考えている。母国語能力を徹底的にトレーニングすることによって、自分の思考を自在にコントロールできるようになる。自分の無意識と意識の境界の行き来をスムーズにすることもできる。つまり、自分がなんとなく感じていてもどかしく思っている思いを、言葉に出してあらわすことによって、心がすっきりとしてくるのである。母国語能力をしっかりとトレーニングすることは、心の情緒の安定につながる。

『子どもに伝えたい〈三つの力〉』（233）

語彙で世界の見方は変わる

いちばん伝えたいのは、「語彙が豊かになれば、見える世界が変わる」ということ。人生そのものが楽しくなるということです。

思考は、頭のなかで言葉を駆使して行われます。つまり、何かについてじっくり考えて意見を持つためには、先にたくさんの言葉をインプットすることが必要不可欠です。英語が苦手な人は、英語で深く思考することはできないでしょう。それと同じように、乏しい語彙力では、それをとおした狭い世界しか見ることができません。（中略）
たくさんの語彙をインプットすることで、たくさんの「知らなかった！」と出会うことでしょう。そのなかで、いままで8色で認識していた世界が、200色にも、500色にもなって目の前に広がる感動を味わえるはずです。

『語彙力こそが教養である』（6－7）

「読むこと」を通して思考の達人に近づく

考えるというと、一般的には、自分の内側から湧き上がってくる独自なものをつかまえるというように捉《とら》えられていることが多い。しかし、私たちは基本的に言葉を使って考えるのであって、その言葉は自分が生み出したものではない。そもそもは皆が共有している文化遺産である、日本語を母国語とする者は、日本語という言語体系でものを考えざるを得ない。先人が膨大な時間の蓄積の中で吟味し残してきた言葉を、道具として考えを進めるのだ。

その道具の使いこなし方の技についてもまた、その上手な使い手から技を盗まなければ上達はしない。思考力をもっとも端的に高めるのは、読書という方法だ。本には、言葉を思考の道具としてもっとも駆使し得た人間の思考が、凝縮されている。その凝縮された思考の結晶としての文章は、言葉で考えることを鍛えるための最高の「練習メニュー」となる。

『三色ボールペンで読む日本語』(27－28)

時代の文脈の捉え方

「点」で考えていては答えは見えてきません。「線」として何ができるか、時代の波に乗るにはどうすればいいか、そういうものの見方が必要になります。

それには、「大きな文脈として捉える」ことが大切です。サーフィンをするのに、小さい波が来たとき「ああ、来た、来た」と喜んで乗ってしまったら、すぐ終わりです。いい波というのはどういう条件で来るのかをよく調べておいて、いい場所、いいタイミングを予測して海に出て、向こうのほうから来る波を虎視《こし》眈々《たんたん》と待ち、「これだ！」という波に乗る。目先のことに囚《とら》われずに、大きな文脈のなかで見据えるわけです。

『文脈力こそが知性である』（84－85）

暗記のコツは意味をつなげること

要するに「文脈のないハナシは忘れてしまうものである」ということです。暗記、覚えることのコツは、意味をつなげて関連させることです。それが、ストーリーになっていれば、より強力です。

『暗記力』（56－57）

話の分岐点に戻れる人は「文脈力」がある

文脈力を見定める一番手っ取り早い方法は、話の分岐点に戻れるかどうかです。なぜ今この話をしているのか。どこから道分かれして、どこに戻ればいいのかがわかっていれば、文脈を完璧《かんぺき》につかんでいます。それを確かめるには「では、どこからこの話になったのでしょうか？」と問えばいいのです。

『「頭がいい」とは、文脈力である。』（48－49）

物事を「自分ごと」化して思考を鋭くする

要するに、考えている人は、インプットをする物事を「自分ごと」として認識しています。「自分ならどうするか」を考えているから、インプットをアウトプットに活用できるというわけです。

物事を「自分ごと」として認識する習慣をつければ、コンビニの陳列棚やランチの定食メニュー、ニュースなどを見る目がガラリと変わってきます。そこで得られた発見をすべて仕事のアウトプットへと応用していけるようになるのです。

『思考中毒になる!』(89)

生き抜くための三つの力

子どもに本当に伝えたい、伝えなければならない力とは何なのか。これを明確にし、多くの人が伝えるべき力についての共通認識を持つことによって、朦朧《もうろう》として浮き足立った教育の現状から抜け出すことができると私は考えている。私が提言する、子どもに伝えたい力の基本は、〈コメント力(要約力・質問力を含む)〉〈段取り力〉〈まねる(盗む)力〉という〈三つの力〉である。親は自分の子どもに対して、厳しい状況に放り出されたとしても生き抜いていくことができる力を身につけさせてやりたいと願っている。受験だけで通用する狭い学力では、もはや社会を生き抜く力にはならないことをみなが感じはじめている。この〈三つの力〉は、私がコンセプトとして考え出したものではあるが、内容を聞けば、おそらく誰もが理解し納得できるものである。奇をてらった概念ではなく、誰にとってもベーシックであるようなコンセプトだと考えている。

『子どもに伝えたい〈三つの力〉』(4)

三つの力で自分のスタイルを作る

親が子どもに伝えるべきものは、「上達の普遍的な論理」だと思う。どこの社会に行っても、そこで上達の筋道を見通してやっていくことができる力。この力を子どもに身につけさせることができれば、不安は、かなりの程度軽減されるのではないだろうか。

(中略)

では、その「上達の普遍的な論理」というのは、どんなものなのか。これにも当然様々な答えが考えられる。私の考えは、基礎的な三つの力を技にして活用しながら、自分のスタイルを作り上げていくということである。基礎的な三つの力とは、〈まねる(盗む)

力〉、〈段取り力〉、〈コメント力（要約力・質問力を含む）〉である（なお、〈　〉でくくった言葉は私の造語である）。こうした力をある程度つけ、それを活かしながら自分にあったスタイルを探し、自分の得意技を見定めて、そのスタイルへ統合していく。これが私の考える、上達の普遍的な論理である。

『「できる人」はどこがちがうのか』（8）

身体の知恵を引き出せれば、ポテンシャルも引き出される

どんな場合でも、上達している状態は楽しい。トレーニングは苦しくても、上達は楽しい。それを実現するとき、単なる理性的判断や論理だけではなく、内側の大きな「身体の知恵」を働かせている。「身体の知恵」を引き出すようにしていくと、通常の自分のパワーより大きなものが引き出せる。それは自分のポテンシャル（潜在能力）が引き出されるということなのだ。

『身体の知恵』（4）

「技を盗む」とは暗黙の事柄を認識すること

「技を盗む」と聞くと、未熟なものが熟達した者の技を盗むケースばかりイメージしがちである。しかし現実には、熟達している者が、トータルに見れば自分よりも未熟な者から盗む場合もある。というのは、一つ一つの技術を細かく見ていけば、全体的には劣る者でも、その中の一つは集団の中でナンバーワンだというケースは稀ではないからだ。

技を盗む意識は、熟達者ほど高い。その高い意識で自分の技術向上のヒントを後輩から盗むのも、十分可能である。当人が自分の優れた点について自覚していない場合もある。当人が気づいてもいないで行っているコツや工夫を、熟達者は意識化された目で捉える。自分より未熟な者からでも学ぶ力を持つ者は、その集団内でトップに立った後も伸びる。(中略)

技を盗む力の根本は、暗黙の内に行われている事柄を認識し、表面化させるという作業である。そして、その表面に浮上させた認識を、もう一度自分の身体に沈み込ませて技としていく。そうしたプロセスができあがってはじめて、技を盗むということが可能となる。

『「できる人」はどこがちがうのか』（27－28）

体験の濃さが「学び」の深度を決める

「なぞる」というのは、貧乏な時代だからこそできる技の習得法だ。本が少ないから、徹底してなぞるしかない。技術は真似て盗むのが一番の近道だ。（中略）

「学ぶ」という大きな川があるとしよう。この川は、「知っている」と「できる」のあいだを大きく流れている。その川の両岸をつなぐものは何かといえば、貧乏であるがゆえに「一冊に賭ける」という体験の濃さだ。体験によってその川の隔《へだ》たりを乗り越えるのだ。

『〈貧乏〉のススメ』（31－32）

制限がアイディアを生みだす

途方もないアイディアや豊かな発想が生まれる基盤には、たいていの場合、何らかの限定があります。そういう意味では、限定、つまりルールが発想の起爆剤になると言ってもいいでしょう。(中略)

あるいは俳句などもそうでしょう。「五七五」と文字数が厳密に決まっている上に、季語を入れないといけないという縛りまである。大変な制約ですね。ところが、古来多くの人がこぞってさまざまな句をつくってきたにもかかわらず、まだまだ新しい俳句が生みだされつづけている。驚くべき生産性です。けれど、これが何文字でもいいよということになると、かえって創作はむずかしくなるでしょう。制約があるからこそ、その制約の中で、発想がとぎすまされていくのです。

『考え方の教室』(72―73)

癖を技化して「得意技」に

通常人間性と思われているものは、癖や習慣の膨大な集積である。こうした癖や習慣は、それぞれ複雑に組み合わさっている。江戸の長屋や、建て増しを重ねた家屋のように、その複雑な構造には、歴史的な事情がある。癖や習慣をすべて捨ててしまうのではなく、全体の中で効果的な技になりうる可能性のあるものを、アレンジして技として鍛え直す。これが、〈癖の技化《わざ》〉というコンセプトである。

〈癖の技化〉というのは私の造語なので、奇妙な印象を与えるかもしれない。しかし、世の中の実際に即して「得意技」というものを見通してみると、各人の得意技の裏には、たいてい「癖の技化」があることが分かる。

『「できる人」はどこがちがうのか』（85－86）

記憶こそアイデアの母

アイデア、ひらめきというのは、組み合わせです。知らないことは思いつけません。

日本には竹というものがあるそうだから電球のフィラメントに使ってみようとエジソンが思いついたのも、百科事典並みの豊富な知識があったからです。「天才とは1％のひらめきと、99％の努力である」というエジソンの名言がありますが、記憶をバカにしていたのでは、クリエイティブな仕事はできません。記憶こそ「アイデアの母、創造の母」なのです。

『大人の精神力』（58）

国語としての算数

私は、算数や数学を応用の利くトレーニングの場とするためには、それらを国語の訓練として捉えなおしてみるのがよいのではないかと考えている。少々複雑な証明問題や文章題を、数式による解答を見せておいたうえで、言葉で的確に説明させるのである。実際にやってみると、解答をすでに見ていたとしても、そのプロセスを言葉で的確にミスなく言うのは意外に難しいことに気づく。どういう段取りで解いていくのかを口で説明する訓練を続けていると、論理的に話す訓練になる。

『子どもに伝えたい〈三つの力〉』（103）

素早いアウトプットで情報を定着させる

また、誰かに話すということは、自分の中で覚えた情報を理解しなおすことにもつながります。話すことによって、自分自身も理解を深めることにもなるのです。

「鉄は熱いうちに打て」ですが、「情報は熱いうちに話せ」ということです。テレビを見ていて「おもしろい」と思ったら、すぐに誰かに話す。インターネットで興味深いネタを見つけたら、すぐ誰かに話す。知識や情報は仕入れたらすぐに話せ、と。

『手抜き力』（128）

「明日お返事します」では遅い

明日、正解を持ってこられても意味がありません。「家に帰って書類を見て、よく検討させてもらってからお返事します」と言う人がいますが、それでは生き生きした斬新な価値（アイデア）を生み出すことができません。その場で、即、理解することが大切なのです。

『齋藤孝の速読塾』（31）

メモの目的は対話をクリエイティブにするため

メモは、後で見直すためにとるのが主たる目的ではない。その場の対話をクリエイティブにするためにこそ、メモは必要なのだ。何か一つでも新しい意味やアイディアをその場で生みだすこと。これを目指してメモをとる。そうした意思を強く持ってメモをとっていると、自分でも思いがけないことを思いつく可能性が格段に高まる。文字にしていくと、思考が整理される。話が堂々巡りになりにくく、やりとりが着実に蓄積されていく。

『コミュニケーション力』(34)

恥をかくことで人生に勢いをつける

例えば大学でも、授業で初めての研究発表がうまく行かなかったと落ち込む学生はけっこういます。それほど悪くなかったのに、必要以上に自分を責めがちです。そういうとき、私は慰めるとともに「やり切ったんだから自信を持とう」「その勢いを使って次へ行こう」などと声をかけることにしています。

中高年層も同じです。恥をかくたびに勢いがつくとすれば、そのチャンスを逃す手はありません。それを数段のロケットのように繰り返せば、思いがけず遠くまで飛べるのではないでしょうか。

『バカになれ』(115)

小さなゴールをクリアしてモチベーションを上げる

日本人はとかく目標を高く設定する傾向があるので、後ろ向きになりがちの人は「六割ぐらいでいい」というように、とりあえずのゴールを低めに設定するのがいいだろう。（中略）仕事や勉強に取り組むモチベーションをあげるには、とりあえず、現実として目の前の目標はわりと低めに可能なゴールを設定して、次々とクリアしていくことである。

『前向き力』（84）

とにかく続ける、休まない

期間限定の課題をクリアしてある突破感を知ると、やればできることを継続することへの抵抗感も減る。簡単に言えば、「面倒くさい」と思う気持ちよりも、「これをやれば、こんなことも可能になる」という気持ちのほうが大きくなっていく。

その気持ちを引《ひ》き鉄《がね》にして、意識の持続時間、持続回数を増やしていく。「やれる日もあり、やれない日もあり」ではなく、「必ずやる」、それを自分のルールにする。

自分は、誰よりもそのことをやっていると思えるようになったら、もう休みたくなくなる。（中略）

「休まない」ことは意識の高さの一つの指標になる。

身体感覚を通して獲得したものは、深くしみ込む。

『「意識の量」を増やせ！』（72－73）

新聞で社会感覚を身につける

新聞というのは社会感覚、知識の足腰みたいなものだ。

毎日読むものという意味で、ランニングみたいなものである。毎日毎日読んでいると、知識欲とか社会に対する好奇心が出てくる。社会のルールというものから逸脱《いつだつ》しないように自分でコントロールするようになってくる。

『〈貧乏〉のススメ』（156－157）

問題は解決するものではなく整理するもの

まず大事なのは、問題を「解決」しようとするよりもまず「整理」すること。問題が何なのかがわかれば、それは幽霊の正体がわかったことと同じです。「問題は、解決するものではなく整理するもの」と、まずは標語のように立ててみる。

そうすると、自分のストレスになっている複雑で重い問題と思われたものが、意外にシンプルないくつかの問題から成っていたとわかってくることがあります。それなら、問題Aに対してはこの対処法、問題Bに対してはこの対処法と、一つずつ解決していくことができますね。

解決法や対処法というのは、整理することによって、おのずと表われてくるものです。

『考え方の教室』（32）

思考に沈潜する方法

例えば一定時間、携帯とパソコンを切る。テレビも見ない。その時間は他のことに惑わされず、課題に沈潜する。他のもの——世間をシャットアウトするのだ。(中略)

私がよく使う手は、「映画や芝居を一人で観に行く」という作戦だ。二人以上で行ってては沈潜にならない。決まって終わった後、「あの映画、どうだった？」と会話が始まってしまうからだ。そうではなく、一人で「アナザーワールド」に入り込む。そして、そこにかけられているエネルギーを一身に受ける。

私はそのエネルギーが冷めないうちに、急いで喫茶店に駆け込むと、企画書を書き始める。観たものとはまったく関係がないものだ。沈潜には膨大なエネルギーが必要だから、それを拝借するのだ。そして思考に沈潜する。これは効く。

『ブレない生き方』(160-161)

考えることの原動力

私自身はこのように考えています。人がものを考えるのは、そこに解決したい問題があるから。変えたい現実があるから。そして現実を変えることによって、誰かが幸せになるからだと思うのです。つまり考えることの動機とは、人を幸せにしたい、この子を喜ばせたい、あの人に何かを伝えたいといったことなのではないでしょうか。

この子を上達させたい、あの人の笑顔が見たい、あるいは社会をもっとよくしたい。そういう気持ちがあってこそ、現実を変えよう、そのために何をしたらいいか考えようという勢いが生まれてきます。〈考え方〉自体は論理的なものであっても、考える力の推進力となるのはこういう気持ちだと思うのです。

『考え方の教室』(50)

第3章　読書の効用

読書は人間の義務である

本は読んでも読まなくてもいいというものではない。読まなければいけないものだ。こう断言したい。

『読書力』（5）

自分をつくる方法

「本はなぜ読まなければいけないのか」という問いに対する私の答えは、まず何よりも「自分をつくる最良の方法だからだ」ということだ。

『読書力』（50）

世界中の古典が読める幸せ

明治になって西洋文明を必死で取り入れた日本は、出版大国となり、私たちは岩波文庫などで世界の古典が読めます。ある中国人の留学生が「日本語を学ぶメリットは、世界の古典が読めることだ」と言ったことがありましたが、日本はそれだけ恵まれた国だということです。それなのに、本を読まないのは実にもったいない話です。

『大人の精神力』（83）

魂の共感力を鍛える

読書というのは、時空を超えて他者と心の周波数を合わせる稀有な体験なのです。言葉や文章の意味を正確に把握するにとどまらず、相手の感情や心情、距離感などを感じる。「心の機微」や「場の空気」などを推察する。そうした共感力が鍛えられるのです。

（中略）

今から遠く離れた時代の、会ったこともない人の魂に共感できるのであれば、私たちは無理してストレスを感じる人と付き合う必要もなくなります。

『一行でわかる名著』（216、218）

読解力をつける練習

読解力をつけるには、①名作を音読し、②あらすじを言ってみて、③本に直接書き込んで読み解いていき、④感想を言ってみること。ただの漫然とした読書ではなく、読解力をつけるための読書には、このプロセスが必要です。

そしてこの4つを、とにかくくり返すこと。（中略）

私は、読書はスポーツと一緒で、練習の絶対量は必須だと思っています。

『子どもの学力は「読解力」で決まる！』（73）

人間の書いているもので、わからないことはあり得ない

「速読・多読」の目的は、同時並行で10冊の本を手にしても、30分後にはその10冊のそれぞれについて、あたかも1冊丸ごと読んだかのようにオリジナリティを持って解説できることです。完璧に読んでいなくてもかまいません。「読んだかのように」語ればいいのです。

10冊を30分で語ることなどできない、と思ってはいけません。「速読・多読」のもっとも基本にある精神は「およそ人の言うことで、わからないことはない」ということです。私は人間の書いているもので、わからないことはあり得ないという強い信念を持っています。この確信が重要なのではないかと思います。

『齋藤孝の速読塾』（213）

内容を説明できるか

一つのバロメーターになるのが、「その内容を人に説明できるか」である。たとえば一冊の本について、大学の講義のように一時間以上かけて解説できるとすれば、吸収度はきわめて高いといえるだろう。

しかし、そこまで読むには相応の時間がかかるし、大学の先生でもないかぎり、その成果を発表できる機会も滅多にないはずだ。そこでもう少し設定を軽くして、「内容を一〜二分程度で説明できるか」にしてみればよい。とりあえず要旨をざっくり語れるようにするわけだ。

『読書のチカラ』(160-161)

変化する自分を認識する

読書は他者の書いたものを読むという受身の営みなのではなく、他者の言葉の中に自分を見出す能動的な行為だとも言えます。その結果、見出される自分は、もはやそれまでの自分と同じではありません。読んでいて、「ああ、そういう考え方もあるのか」と思った瞬間、新しい自分に出会っているのです。

そういうことも含めて考えれば、読むということは、同時に自己を読むことだという言葉も、自然なものとして理解できます。したがって読書するときには、できるだけ自分を関わらせて読むように努め、その作品に記された言葉と感応し合いながら変化した自分を味わうこと、「ああ、そうなのか、そんなこともあるのか」と気付いた自分の心を結晶化させ、しっかりと受け止めることが大切です。

『代表的日本人』（201-202）

積極的受動性を身につける

読書はまず、「聴く」作業なのである。人の話をしっかりと聴き続けるための根底的な訓練として、読書は有効である。

読書によって鍛えられる構えは、〈積極的受動性〉の構えである。積極的受動性とは、ただ普通に受動的であるということではなく、受動的であることに積極的な構えを言うために、私がつくったコンセプトだ。（中略）

視点を変えれば、積極的受動性の構えをトレーニングするメニューとして、読書は最適だということになる。深く味わう積極的受動性の構えを持つことによって、世界はより豊かになる。

積極的受動性の構えをつくること自体が、教育の大きなねらいの一つだと私は考えている。

『三色ボールペンで読む日本語』（70－71）

「推測力」をあげる

読んだ本の数が多くなればなるほど、推測力の精度があがってきます。1000冊程度を超えたあたりから、読まなくてもパラパラ見ると書いてあることがおよそわかるようなレベルに近づいていきます。

『齋藤孝の速読塾』（143－144）

会話に脈絡がうまれる

では、読書をしているかしていないかの影響は、コミュニケーションにどのような影響を与えるのであろうか。

はっきりと言えるのは、会話に脈絡があるかどうかという違いだ。

『読書力』（152）

体験の動機づけを得る

読書を必要ないとする意見の根拠として、読書をするよりも体験することが大事だという論がある。これは、根拠のない論だ。体験することは、読書することとまったく矛盾しない。本を読む習慣を持っている人間が多くの体験をすることは、まったく難しくはない。むしろいろいろな体験をする動機づけを読書から得ることがある。

『読書力』（84）

体験至上主義の罠

自分の体験や経験を絶対の根拠としたがる傾向が、読書嫌いの人には時々見受けられる。こうした自己の体験至上主義は、狭い了見を生む。

経験していないことでも私たちは力にすることができる。
自分の中に微《わず》かにでも共通した経験があれば、想像力の力を借りて、より大きな経験世界へ自分を潜らせることができる。

『読書力』(91)

イメージ喚起力が頭を鍛える

本がもたらすイメージ喚起力は、私たちの頭を徹底的に鍛えてくれるということでもある。いわゆる「頭がいい人」とは、この力が強い人を指すといっても過言ではない。きわめて高度の人間的な能力だからだ。

映像を見て面白いと感じることは、特に訓練を積まなくてもできる。たとえそれが人間より知能の劣る地球外生物だったとしても、現実を映した優れた映像であれば理解できるだろうし、興味も持つかもしれない。しかし、文字を読んで頭の中で映像を展開させることは、おそらく人間しかできない特殊能力だ。

『読書のチカラ』（80）

自分の内部に火を持つ

現実問題として、人生においてお金は大切ですが、本を通じて学び、内側からわき上がる喜びの感覚を経験していれば、人生に対して捨てばちにならないですみます。社会から多少冷たくされたとしても、自分の内部に火を持っているので、冷え切ることはないでしょう。

この「自分の内部に火を持つ」ことはとても大事です。

『人はなぜ学ばなければならないのか』（162）

著者の身体感覚と一体化する

本を読むという行為は、幅を広げるのに適した訓練である。本は元来その著者の思考の流れにより沿い、そこに身を任せて従うことを、基本的な構えとして要求している。つまり、〈積極的受動性〉の構えが、読書の基本である。自分にとって都合の良いところだけをピックアップする読み方も、もちろん許容されるべきである。しかし読書の醍醐味は、その著者の思考の世界に入り込み、それを自分の脳で楽しむことにある。

実は、読書を通して得られるのは、思考を脳で楽しむことだけではない。文章から伝わる著者の身体感覚や文体から伝わる生のリズムやテンポといった身体性に関わる次元のことが、読者である自分の身体にも響いてくる。

『「できる人」はどこがちがうのか』(197)

〝わからなさ〟から逃げない

わからなさに耐える必要がない読書では、読書力は向上していかない。運動のトレーニングで言えば、すでにできる力量の六、七割をいくらやっていても筋力はつかないのと同じだ。わからなさが、筋力トレーニングで言えば、負荷である。「わからないところがあるからつまらない」と言って放り投げるのではなく、わからなさをいわば溜めておく構えが重要なのである。

『読書力』（106－107）

継続で知的体力をつける

相撲の世界には「三年先の稽古《けいこ》」という言葉があります。

本を読む習慣が、半年後、1年後、5年後の語彙をつくり、あなたをつくっていくのです。なんとなくSNSを見ようとする手を止め、オフラインの読書に切り替えましょう。

たとえば、電車に乗ったらカバンから本を取り出す。カフェに入ったらまず本を開く。夜寝る前には必ず読書の時間をとる。

こうした生活を意識的に送ることは、毎日5キロ、10キロ走るようなものです。継続することで知的体力がじわじわとついていき、頭を使い続けてもあまり疲れなくなっていく。語彙が増えていくのと同時に、「思考の底力」がつくのです。

『語彙力こそが教養である』（66―67）

重層的な心を培う

矛盾しあう複雑なものを心の中に共存させること。読書で培われるのは、この複雑さの共存だ。

『読書力』（52）

「魂の避難所」としての古典

古典（古文）は一種の「魂の避難所」としての役割を持っている。現在の状況で追い込まれ、行きづまりを感じたり、居場所や仲間がいないと感じるときほど、古典に浸るチャンスは生まれる。

『古典力』（82）

自分を修正する契機

学ぶことは、優れた人の話を聞いて自分を修正していくこと。あるいは、その人に憧れを持ち、その人によって自分の新たな目標が見え、歩むべき方向性が決まることです。そして、本や人の話の中から具体的なアドバイスを得て、自分の生活の中にある種の学びの習慣をつくっていく。だからこそ、読書を学びの基本にするとよいのです。

本を読まないということは、いわば膨大な数の賢者たちから、あらかじめ見放されてしまっているということです。

『人はなぜ学ばなければならないのか』（159）

退屈力の大いなる効用

そもそも読書は基本的に低刺激です。それでいて、知的な興奮を味わえ、深い世界に導いてくれる作品が多い。毎日の楽しみに、読書もぜひ取り入れてほしいものです。

一見退屈そうだけれども、深い魅力のあるものをじっくり味わう力を「退屈力」と名づけるなら、退屈力はこの世を生きる強力な武器になります。

『知的人生を楽しむコツ』(51)

視点移動を鍛える

視点移動は本を読むときの基本であり、それを鍛えることで、理解力が磨かれ、頭の良さが向上していきます。私はつねづね本をたくさん読む人のほうが、読まない人よりタフで柔軟な考え方ができて、理解力がある、と思っています。

それは本を読むことで〝視点移動力〟が鍛えられてくるからです。他の人に対する包容力が身につき、いろいろな角度から物事を見ることができるので、いいアイデアが出せます。

『齋藤孝の速読塾』(49)

情報系読書と人格系読書

情報系読書の場合、私はすごく速く読みます。新書ならだいたい1冊あたり30分〜1時間で読んでしまいます。「こなしていく」という感覚ですね。(中略)

それに対して「マイ古典」と言いたくなるような愛読書は、自分に染み込ませるようにゆっくり読みます。

私はどちらかと言えば、本は何冊も同時並行して読む方です。とくに情報系読書の場合は、10冊20冊と並行して読んでいることも珍しくありません。

しかし人格系読書の場合は、この期間、それしか読まないという読み方をすることがあります。「ドストエフスキー漬け」「坂口安吾漬け」といった時期を持つのです。こうする方が、染み込みがいいと思います。

『まねる力』（150）

「著者の目」になる

読書は自分と異なる視点を手に入れるのに役立ちます。意識したいのは「著者の目」になることです。自分と違う見方だなぁと思っても、いったんは著者の目になったつもりで本を読む。著者の目で周りを見てみる。

そうすることを繰り返すと、視点が重層的で多角的になります。一点に凝り固まるのでなく、厚みや深み、広がりのある視点を持つことができるのです。

『読書する人だけがたどり着ける場所』（59－60）

著者とバーチャル対談

私は若い頃、バーチャル誌上対談やバーチャル著者対談をひとりで試みていました。

「小林秀雄と対談したら、こんなことを言おう」と頭の中でシミュレーションしているのです。これは理解力を高める上でひじょうに役に立ちました。

なぜかというと、本を理解するには著者と対等に立つ必要があるからです。著者に押されてしまい、「すごい、すごい」と思いすぎてしまうと、理解が曇ってしまいます。

反対に「こいつは偉そうで気にくわない」と斜に構えてしまうと、やはり著者の主張がスムーズに入ってこないので、理解が歪んでしまいます。

ですから素直に「対談するのだ」と思って読めばいいのです。

『齋藤孝の速読塾』(165)

思考力を働かせる技「ツッコミ」

少し距離を保ちつつ、思考力を働かせて読むには、「ツッコミを入れる」のがおすすめです。

お笑い芸人のように「そんなわけないだろ」とか「よしなさい！」とか言って笑いな

がら読むのです。

『読書する人だけがたどり着ける場所』(81)

スパークを人に伝えられれば自分が変わる

一ページ目から読むことにメリットがない場合、飛ばして読んで、「ここだ」という個所に出合った瞬間にスパークする。そのスパークを人に伝えられれば、自分自身が変わります。人に伝えると、それはもう自分の血肉になるからです。

『人はなぜ学ばなければならないのか』(165)

三色は、大きく客観(青赤)と主観(緑)に分けられる

青は、「まあ大事」だと思ったところに引く。客観的な要約として必要だと思われるところ。

赤は、「すごく大事」と思ったところに引く。その文章を要約する上でどうしても欠くことのできない最重要な箇所。キーワードの場合は、赤で囲む。

緑は、「一般的には大事ではないかもしれないが、自分がおもしろいと感じたところ」に引く。

こう書くとなんとも曖昧《あいまい》な区別のようだが、この曖昧さがミソである。あまり厳密な区別をしてみても、実際に引くときには曖昧になってしまう。基準が緩やかであることによって、線を引く勇気が出て来やすい。

『三色ボールペンで読む日本語』(37－38)

「期待を持って」待つ

線を引き慣れてくると、もっと線を引きたくなるところが出てこないかと期待するようになる。そうして待っているところに、ツボにはまる文章が出てくると、「そうだそうだ、これを待っていた」といった気持ちになり、線を引くにも気合が入る。そのたびに、著者と自分の距離が縮まる。

「期待を持って待つ」ということが、本を読む上では重要だ。待っていなければ好球を見過ごしてしまうかもしれない。ボールを打つ準備をしていなければ、難しいボールは見逃してしまう。ボールペンを持ち、線を引くという臨戦態勢にあることで、一つ一つの文章が球のように飛び込んでくる。ボールペンを持つということで、身体は「臨戦態勢」に入るのである。


『三色ボールペンで読む日本語』(31－32)

キーワードをマップがわりに

私は本を読むとき、必ずキーワードに丸をつけながら読んでいます。時間がないときはとりあえず、本の最後までキーワードだけに丸をつけ、それで「1回読んだ」ことにしています。

たとえば言語学のソシュールの本であれば、「シーニュ」(記号)という言葉がキーワードなので、その単語が出てきたら機械的に青丸をつけていきます。
それだけの作業ですが、1冊分やり終えると、何となく理解が進んでいる気がするから不思議です。それは「シーニュ」に丸をつけたときに、前後の文章が目に入ってくるからです。そのあと、パラパラと本を見直すとき（これでちゃっかり2回読んだことにします）再び丸をつけたキーワードとその周辺が目に飛び込んできます。これで、さらに理解が進みます。飛び飛びにキーワードを拾っていくことで、その連関が手がかりになって、飛び石的に理解がつながっていくわけです。

『齋藤孝の速読塾』（105－106）

書き込みやページ折りで本を汚す

なぜ本を汚すのかというと、「場所記憶」を活用できるので、記憶の定着度が違うからです。人間の記憶には「場所の記憶」（マップの記憶）と、エピソードを記憶する「連想記憶」（物語の記憶）の2種類があります。場所記憶と連想記憶の両方で記憶すると、記憶の定着がよく、ひじょうに忘れにくくなります。本を汚すメリットは、まさにこの場所記憶と連想記憶の両方を組み合わせられる点にあります。

『齋藤孝の速読塾』（103）

身体感覚を技化する

三色方式は、「読書の身体感覚」を技化《わざか》する方法だ。本を読み進めるときに、感覚は微妙に揺れ動いている。その、放っておけば消えてしまう微《かす》かな徴候を捉《とら》え、形にして刻みつける。その刻みつけによって、自分の感覚が視覚的に捉えることができるものとなる。その刻みつけを反復していくことによって、感覚は研ぎ澄まされ技化してくる。三色方式の迷いと賭け、息づきと筋肉の力感を通して、読書は、身体の営為となる。

『三色ボールペンで読む日本語』（205-206）

知識を「冷凍保存」する

「読書ノート」のようなものをつくり、しかも引用を多くしておけば記憶に残りやすい。特に凝ったものではなく、簡単なメモ書き程度でも十分だ。少なくともそのノートを見返せば、その本の内容をパッと思い出せるはずである。

それはちょうど、釣った魚の扱いに似ている。せっかく釣っても捌《さば》かずに放っておけば、そのうち腐ってしまう。しかし、きちんと捌いて冷凍保存しておけば、必要なときにいつでも食べられる。ほんのひと手間で後々まで楽しめるとすれば、やらない手はないだろう。

『読書のチカラ』(90)

「三色ボールペン方式」は国語の九九

読書は知的な行為で、スポーツのようなからだを使って行うものとは区別して考えられるのが普通だ。しかし、私は、読書という行為の向上は、スポーツの上達のプロセスとまったく同じだと考えている。相撲における四股《しこ》は、絶対的なものだ。四股を踏まずに相撲が上達するのは難しい。計算における九九も同様だ。九九を覚えずに、その後一生懸命計算するよりも、九九という「型」を徹底的にマスターしてから、計算に臨む方がよほど効率的である。

『三色ボールペンで読む日本語』（34）

知的であると同時に身体的な行為

読書は精神的な活動の典型とされてきた。たしかにその通りだが、高度に知的な行動であると同時に、読書は身体的な行為でもある。目を動かし頁をめくり、場合によっては声を出す。ある程度同じ姿勢を保持できることも、長時間の読書には必要だ。

『読書力』（131）

線を引くのは、出会うこと、試されること、賭けること

書物に線を引くということは、偉大な他者と出会い、自分が試され、自分を賭《か》けることだということを、はっきりさせたかったからだ。ここは線を引くべきか否か、青か赤か。細かな迷いと決意を一文一文踏まえていく、山を踏破するように、一歩一歩に力がこもる。厚い本に、線を引き終えたときには、山を登った爽快《そうかい》感がある。その山を遠くから見たときにも「自分が登った山」として親密に映るように、本もまた自分のものとして親密な存在となる。

『三色ボールペンで読む日本語』（202）

本棚を作れば忘れない

要するに書棚とは、自分の記憶装置のようなものである。背表紙をざっと眺めるだけで、その中身や、関連する話題や、あるいは読んでいた当時の自分自身のことも思い出せる。だからどんな並べ方をするにせよ、常に背表紙が目に入るようにしておくことが

大前提なのである。

『読書のチカラ』（147）

語彙力で世界をとらえる解像度が上がる

個人の個性なり能力は言葉しだいといっても過言ではない。乏しい語彙力では、それを通した狭い世界しか見ることができません。話し言葉だけで思考しようと思えば、どうしても思考は単純になります。逆にいろいろな言葉を知っていることによって、感情や思考自体が複雑で緻密なものになっていきます。（中略）
たとえば、同じ赤でも、鮮やかな「深紅」なのか、渋い「海老色」なのか。語彙力があるほど、ひとつの経験から得られるものが二倍にも三倍にも大きくなる。世界を認知する〝網〟の目を細かくすることで、同じように歩いていても、より多くの情報をキャッチできるようになるということです。

『一行でわかる名著』（184―185）

第4章　心と身体とのつきあい方

「上機嫌」のすすめ

私はかねがね「上機嫌でいること」を提唱している。人間は年齢を追うごとに上機嫌になっていくべきだ。せっかく人生経験を積んでいるのだから、物事を相対化して、いつも幸福で上機嫌でいられるようにならないともったいない。年を取って、頑固に気難しくなっていくより、穏やかでにこやかな老人になったほうがいいだろう。

『人生を変える万有「引用」力』（150）

公私で気質を使い分ける

私は、二十代の頃は不機嫌な人間でした。しかし、人を教える立場になったときに、自然と「上機嫌でいこう」と思い、実践するようになりました。仕事の場で不機嫌な人間を好む人がいるでしょうか。仕事上の経験値が少ない場合は、せめて気立てが良くなくてはいけません。

日常の気質と仕事上の気質を使い分けるのもバランスです。私は、自分が優柔不断だとわかっているので、仕事上では優先順位を決める方法をワザ化して実践しているのです。人前での上機嫌も、習慣にしてしまえば身についてきます。

『大人の精神力』（26－27）

不機嫌はクセになる

不機嫌は、注意していないとクセになる。不機嫌は心の柔軟性が低い状態だ。「柔よく剛を制す」という言葉もあるが、がちがちに硬い心は、何か強い負荷がかかったときにポキッと折れやすい。

うまくいかなかったとき、ダメになったときこそが、上機嫌のワザ化の正念場だ。

『「対面力」をつけろ！』（56）

呼吸が流れれば人は疲れない

呼吸というものがリズムよく流れ出したら、人間は疲れないのです。仕事も安定した強い呼吸により、脳やからだの隅々に酸素がうまく循環していれば、うまくいく。からだの動きと呼吸が連動していれば、動作に無駄がなくなる。これは水泳などでも、息継《つ》ぎさえうまくできるようになれば、後はいくらでも泳げるようなものです。

自分一人の行動でもそうですし、他人と関わりながら何かやる時も同じです。動作と息とにぶれが生じていると、疲れます。また、他人の息と自分の息がうまくつながらずにずれがあると、それがまた疲れの原因になるのです。

『呼吸入門』(61)

齋藤流基本の呼吸の型

私の提案する呼吸法は非常にシンプルです。意識を丹田に持っていってゆったりとしたお腹で息をします。

鼻から三秒息を吸って、二秒お腹の中にぐっと溜めて、十五秒かけて口から細くゆっくりと吐く――たったこれだけのシンプルなものです。慣れてきたら、鼻から吐いてもいい。

当初は「三・二・十五」をワンセットとして六回、合計二分間集中してやってみるのがよいでしょう。「三・二・十五」のリズムがからだに染み込んできたら、だんだん長い時間でも楽にこの呼吸ができるようになります。時間がなければ、ワンセット二十秒でもいい。

三秒吸って二秒溜めて十五秒吐く。これは数千年の呼吸の知を非常にシンプルな形に凝縮した「型」です。(中略)

この方法は「型」ですから、どうしてこれからやるのかとか、他の方法はどうなんだとか言わずに、まずは大工の鉋がけや相撲の四股《しこ》だと思ってやってみてください。これは呼吸の「九九」みたいなものです。

まずは毎日少しずつ始めてみる。余分な力みをどんどん取って、波打つ呼吸のリズムを感じ取っていく。

これが身に付き「技《わざ》」となる時、非常に高い集中力が持続でき、心のコントロールが容易になります。生を支える確かな呼吸力となるでしょう。

世の中にはいろいろな身体技法がありますが、あれもこれもと手を出しても非効率的です。大切なのは、安全で普遍性のある型を一つでも、徹底的にからだに染み込ませることです。それが、「いつでも使用可能、あらゆることに応用可能」な技になるのです。

『呼吸入門』(77－79)

緩急をつくるコツ

「呼吸を呑みこむ」あるいは「呼吸を会得する」という表現は、物事のやり方にも対人関係上の振る舞いにも用いられる。物事をうまくやるコツは、強弱や緩急を上手につくることにある。それは、緊張と弛緩のダイナミズムである。押したり引いたりする場合のコツといってもいい。呼吸はこうした強弱、緩急、押し引きなどの運動の原型である。

『身体感覚を取り戻す』(170)

うなずきで会話の呼吸を調える

うなずくことは、呼吸を調えることでもある。うなずきの動作をしながら息を吐くようにしていると、息がだんだん深くなってくる。そのことによって、落ち着いて話が聴きやすくなる。息をコントロールする一つの技術として、うなずきは有効である。相手の話の合間、合間でうなずくことは、まさに会話の呼吸を調えることになる。話の「間」を、自分のうなずきと呼吸で活性化するのである。

『自然体のつくり方』(191)

呼吸力が人間の精神力を規定する

人は言葉以上に、からだから発せられる情報を無意識にキャッチしています。

話をする中で、その人を支えている生命エネルギーを見ているわけです。

例えば、就職や何かの採用試験でしたら面接官は、仕事のプレッシャーがかかった時に押し潰《つぶ》されない強さがあるか、あるいはどれだけ踏ん張りの利く人間なのか、そういったことを判断しようとしている。

それが端的に分かるのが、声の勢いであり、息のスピードです。息が強いということは、活力がある証拠だと受け止められます。

からだ全体から発せられるエネルギーというのは、呼吸力によって支えられている。逆に言えば、エネルギーの排気量は呼吸の強さで量られるのです。

かといってむやみに大きな声で、熱く自分の考え方を語ればいいというものでもないでしょう。

呼吸力は、からだが表現しているものですから、自然に滲《にじ》み出てくるものです。いわば、その人の存在感のようなものとして認識されます。

例えば、深い呼吸の力を持った人が静かに穏やかに話していても、そこには自《おの》ずと迫力が出る。逆に、浅い呼吸の人が一生懸命声を張って熱弁を奮《ふる》っても、底の浅さが出る。

私たちが無意識的に受け取って判断しているもの、それを「肚《はら》」という言葉で表現していた時代は、息の力をそのまま人物評価に結びつけていたし、みながその認識を共有していたわけです。

逆に言えば、からだに張り付いているその人の呼吸力が、人間の精神力や行動力を規定することを知っていたのです。

『呼吸入門』(55－57)

「吐く」息を仏壇前の鈴の音に合わせてみる

仏壇前の鈴がチーンと鳴っている間に、鼻から吸った息をフーッとゆっくりゆっくり吐いていきます。「ただゆっくり吐く」よりも、「チーンという音に合わせて吐く」ことを意識します。そうすると、心がすっとまとまります。

『疲れにくい心をつくる　すすっと瞑想スイッチ』(37)

「ほぐし呼吸」で体をゆるめる

それで考案したのが「ほぐし呼吸」です。軽くひざの屈伸を使い、ハッハッと息を吐きながら、体を揺すって肩胛骨《けんこうこつ》を軽く動かします。（中略）

「ほぐし呼吸」は、体をゆるめて流れをよくする準備運動のようなものです。そして呼吸をするのが楽に感じるようになってきたら、座ってお腹に手を当て、ゆっくり息を吐いてもらいます。これでようやく、深い呼吸の準備ができるのです。

『呼吸入門』（4－5）

「スプリング呼吸法」と「三呼一吸法」

良い呼吸とは、十分な息を吸い込むことである。しかしその場合、力をこめて無理に空気を吸い込もうとしても、うまくいかない。逆に、出る息を長くすれば、それに相応した息が入ってくる。息を吐き出すことによって、吸気を誘発するのだ。これを村木さん（編注：医師の村木弘昌さん）は、スプリング呼吸と呼ぶ。

スプリング呼吸法に続けて村木さんが提唱する呼吸法に、三呼一吸法《さんこいっきゅうほう》がある。この呼吸法はいたって簡単だ。ハッハッハァーと、三回強く息を吐き出す。それを六回、あるいは十回、十二回続ける。

息を強く吐き出すことによって、逆にたくさんの息が入ってきて、自然に呼気の交換ができる。

『坐る力』（129）

「シェイキング」で気持ちを目覚めさせる

気持ちがこもって鬱々《うつうつ》とした気分になった時、あるいは集中力が持続できなくなってきた時、手っ取り早くからだや気持ちを目覚めさせる方法は、空気を入れ替えることです。（中略）

私がとても効果的なやり方だと思っているのは「シェイキング」です。

からだを揺さぶり、息をハッハッとどんどん吐く方法です。（中略）

膝《ひざ》をゆるめて立ち、足の裏を床面から離さない程度に、膝の屈伸《くっしん》を使って軽くジャンプします。脚が床からはっきり離れるほど跳び上がらなくてもいいのです。楽な体勢で上下動して揺さぶってみましょう。泳いだ後、耳に水が入った時に首を傾けてトントンと跳ねますが、ちょうどそんな感じです。

一秒に二回くらいの速さで跳ねながら、呼吸と動きを合わせて、ハッハッハッハッと息を吐きだす。自分の中にあるものをどんどん吐いて捨てて、入れ替えをする。全身の力を抜いて、手もブラブラさせながらやります。

『呼吸入門』（109）

過呼吸への対処法

過呼吸になる人が、特に若い人を中心に急増している。

過呼吸とは、呼吸しすぎることによって血中の酸素濃度が非常に高くなり、逆に二酸化炭素が減って、呼吸が乱れて苦しくなる症状である。（中略）

どう対処すればよいのか。

そんな場合、息を吸うことではなく、むしろ吐くことのほうを大切にする。プレッシャーがかかったときには、鳩尾に力が入って硬くなっている。その鳩尾をゆるめてやって、ゆったりとした呼吸で、特に吐く息を中心にして呼吸を行なう。そのような呼吸を心がけながら、その状況に冷静に対処してゆく。

『坐る力』（125－126）

「坐りマラソン」で脳を明晰に

この三呼一吸法の応用として、村木さんは次に、「坐りマラソン」という方法も提唱している。これもユニークな運動法だ。

やり方は簡単である。文字通り、ユカに坐ったまま、あるいはイスに腰掛けたまま、手だけを、マラソンをするときのように前後に動かす。そしてそのとき、ハッハッハァーと三呼一吸法で呼吸する。

ジョギングなどは心臓や肺に負担をかけて危険を伴うが、この「坐りマラソン」にその心配はない。それどころか、ジョギングする場合に下半身に流れるはずの血液はすべて内臓や脳に送りこまれるため、「みずみずしい血液は内臓を強化し、脳を明晰にしてくれるのに役立つ」というのである。

『坐る力』(130-131)

合掌の大いなる力

右手と左手を合わせると敬虔《けいけん》な気持ちになります。

合掌とは、右手と左手を合わせることで、触り触られることが同時に起こり、能動的でも受動的でもない状態になることです。

右と左に離れている手が、合わさることでひとつになる。

掌《てのひら》は普段いろいろと作業していますし、身体でいちばん敏感な部分ともいえます。そうした敏感な部分を封印して、いったん作業を止める。日常の作業から離れて、身動きできない「存在そのもの」になることで、自分がひとつにまとまる感じです。

『疲れにくい心をつくる　すすっと瞑想スイッチ』（111）

一回の呼吸で「軽い死」を体験する

臍下《せいか》丹田《たんでん》に意識を集中し、ひと呼吸ごとに自分の邪念を吐いていくイメージで自分を「無」にしていく。そうして吐く息を意識すると、頭の中がすっきりして澄み切った状態になります。

「死」を「無」ととらえると、一回一回の呼吸において「軽い死」を体験すると考えられます。まさに一瞬、一瞬を生きるということです。

『悔いのない人生』（69）

割り切ることこそ瞑想

自分の身体から来るメッセージを聞き取ることは大事ですが、それはそれ、これはこれと割り切ることこそ、瞑想です。何ものにも呑み込まれることなく、身体の不調にさえ左右されずに、意識を保つ。

それができるようになると、日常生活がずいぶん楽になります。

『疲れにくい心をつくる　すすっと瞑想スイッチ』(43)

深い息で速度を調整する

客観的には同じ速度で動くものでも、浅く慌ただしい息をもって臨めば、それはより速く感じられ、深く緩やかな息を持って臨めば、より遅く感じられる。スポーツや武道の上級者は、息を制御しつつ長く吐くという息づかいを無意識的に、あるいは呼吸法の訓練を通して実践している。

『息の人間学』(91)

「一分間仮眠法」で心身を回復

疲れているけれど、そんなほんの十五分の仮眠を取る時間もない。

そんな忙しいときにお勧めなのが、私が編み出した「一分間仮眠法」です。

これは文字通り、一分間だけ仮眠するというものなのですが、さすがに「一分で」ということになると、ちょっと練習が必要です。仮眠といっても、実際に眠るわけではありません。一分間だけ、すべての機能を「一旦停止する」というイメージです。

やり方は、完全に目を閉じて、からだをまっすぐ、でも楽な状態にします。

次に、息をちょっと吸ってから、ゆっくり吐いていきます。このときは、冒頭で述べた完全呼吸法のように、頑張って吐ききる必要はありません。

ゆったりしたリズムで、吸って、吐いて。吸って、吐いて……、これを一分間繰り返します。

これだけでも疲れたからだはものすごく回復します。

『「疲れない身体」をつくる本』（66－67）

身体が水のようになる

風呂の中で身体を揺すると、身体のほうが水によって揺すられているように感じます。水と身体が揺りかごのように一緒に動き、まるで自分の身体が水になったように感じます。

この「身体が水のようである」という感覚を覚え込ませると、全身がリラックスし、水の感覚に浸れます。全身が水だと感じられた時点で、かなりいい具合に瞑想状態に入っているといえます。

『疲れにくい心をつくる　すすっと瞑想スイッチ』（73）

教養を身につけて安定を得る

人間の「こころ」は森のようなものでありたい。一本の木では、さびしすぎます。いろいろな木が集まって、森になっていれば、一本の木が倒れても安定していられます。

教養とは多様性を身につける手段であり、重要な他者によって自分の「こころ」を整えることです。そのことによって「こころ」が安定するので、「対人体温」を下げないことにつながります。

『からだ上手　こころ上手』(162)

「こころ」を開き、他者と循環させる

「こころ」は一人きりで孤立していると、水たまりのようによどんできます。

水は地面にしみ込み、地下水になったり、川になって流れて循環するから、きれいになるのです。「こころ」も閉鎖するのではなく、外に向かって開き、他者と循環していくことで、具合がよくなります。

『からだ上手　こころ上手』(46)

〈感じる回路〉で自己防衛

何かを感じてさっと動けるか。

これは日ごろから〈感じる回路〉をひらいていないとできない。

たとえば、挨拶《あいさつ》。普段、「おはよう」とか「いただきます」といった挨拶が習慣として身についている人は、人から何かをしてもらったときにもさっと「ありがとう」が言える。あるいは、人に迷惑をかけてしまったときに「すみません」の言葉がすっと口から出る。〈感じる→反応する〉という回路がつねにひらかれている状態だからだ。(中略)

感覚はからだの反応なので、使わないで放っておくとどんどん閉じてしまう。(中略)

これが、感じる力、気づく力の鈍化となると、動物のあり方としてのもっと根本的な問題に関わってくる。生存のカギを握る自己防衛本能が働かなくなるということだからだ。

『違和感のチカラ』(21−23)

違和感センサーでリスク回避

最初に感じたちょっとした気づきは、ささやかな感覚なのですぐに無意識の海の底に沈んでいってしまう。失敗体験や後悔のつぶやきもまた、海の底に沈んでいってしまう。そして、また同じようなことを繰り返してしまうという循環だ。

最初の違和感をもっときちんとすくいとって活《い》かすことができたら、リスクを回避していくことができる。

最初の「ん？　あれ？」と引っかかる感覚を、埋もれさせてしまわない。どさくさのうちに流してしまわずに、すくいとる。沈んでしまわないようにサルベージする。

違和感を活かして決断をすれば「まさか……」と思うことが減り、人生における大きな踏みはずしは減っていく。

違和感を察知するセンサー〈違和感センサー〉は、誰もが本来、持っている。うまく活かせているか、活かせなくなっているかの違いがあるだけだ。

『違和感のチカラ』(30)

身も蓋もなくせ

自分自身に対しては、面倒なマナーや手続きはできるだけ無視して、いきなり肉にかぶりつく心の回路をつくっておいたほうがいい。そのほうが問題の解決が早いし、よけいなことに迷わなくてすむ。

そのために「身も蓋もない言い方」が必要になってくる。

『前向き力』(34)

論理より見識

論理は前提条件を増やす。逆にいえば、論理というものは後付けで何とでも言える。

決断のためにうまく使われるというよりは、何かを決断するときに、その意思決定を補強する目的で論理は使われやすい。

一方で、私たちには論理性とか論理的な話し方に対するある種の信仰のようなものがあって、論理的に説明されると、なんとなく納得してしまう。

しかし実際のところ、論理とはそれほど全幅の信頼のおけるものではない。（中略）現実を生きていくには、単なる知識ではなく「見識」が必要なのだ。見識は何から培われるかといえば、価値判断をする目である。だから、つねに出した結論が本当に効力を発揮するのか、利益を生むのかという点で、野性の勘を働かせている人のほうが強い。

『違和感のチカラ』（102－103）

身体も文化の影響を受けている

身体感覚を絶対視するのは危険だ。

身体の感覚もまた文化によって影響を受けている。自分の「生理的」感覚を価値観の最大の根拠にしてしまうと、文化的にまったく違う人たちの感覚が理解できなくなってしまう。人間理解の幅が狭まるということは、進歩ではなく退歩だと思う。

一方で、精神ばかりを重んじて、身体を精神でどうにでもできるものだと考える立場も問題だ。ピサの斜塔を見て自然にからだが斜めに傾くのは、柔らかいからだの動きだ。

『発想力』（103-104）

反復の中から突破口を

外的要素を変えないことによって、自分の中の何が違っているのか、徹底的に追求することができる。昨日と同じ今日のくり返しの中で、自分の中の変化を追求し、自分を変えて、突破口を見いだす。

『前向き力』（46）

いやなことは作業をつめこんで忘れる

忙しくしている間はいやなことを忘れていられます。忘れている時間が長いほど、立ち直りは早くなるはずです。（中略）

澤口俊之《さわぐちとしゆき》さんという脳科学の先生から教わりました。

先生によると人間の脳は短期記憶のメモリーの容量は決まっていて、新しい情報が入ってくると、少し前の情報はどんどん消えていってしまうそうです。だからいやなことを忘れるには、新しい情報をどんどん入れて、少し前の記憶を追い出してしまえばいいわけです。

『からだ上手　こころ上手』（22）

感情の大波を意図的にかぶる

「もう終わったこと」と考えても、恨みや名残などの心の傷は、なかなか回復するのが難しいかもしれません。

そういうときは、時間の治癒力に頼るしかないのですが、その治癒力を最大限に発揮させる方法があります。意識して時間をとにかく早く回す、単純に言えば、とにかくたくさんの予定を詰め込むということをします。

旅行に出るのが一番ですが、それが無理でも映画を立て続けに見るとか、いろいろな人に会うということを実行してみるのです。読書のような静かなものよりは、移動によって空間の変化を感じられることのほうがよいでしょう。（中略）

そんな濃密な時間を過ごした後では、それ以前にあったことがうまく思い出せなくなるのです。記憶が朦朧としているわけではないのですが、一回感情の大波をかぶってしまったことで、それ以前の時が遠く感じられ、リアリティーがなくなるということです。

『50歳からの孤独入門』（106―108）

精神とは言葉であり身体

教養というのは、物事を知っているかどうかですが、精神とは身についているかどうか。ここが微妙に違います。大学に入って本を読めば教養が増えるということはありますが、精神を身につけるには、身体的な習練が必要です。本でも、ざっと一回読むだけでは教養にとどまりますが、5回、6回と読み、大事な所を音読すると自分の精神になってきます。精神というのは言葉であると同時に、身体を使い、それなりの訓練をして身につける「技」であり、「型」なのです。

『大人の精神力』(36)

「型」を知れば自信がつく

わからない、できないことがあったとしよう。しかし、そういう「型」の訓練を積んできた人間は、ものごとには必ず基本があるはずだと考える。そして、基本を徹底的に反復して練習し、自分のものとするだろう。基本を自分のものにしてしまえば、もう応用が次々ときくようになる。「いまはできないかもしれない。しかし、基本さえしっかりと身につければ、やがてはできるのだ」と、落ち着いたメンタリティで、一見退屈な練習に臨むことができるのである。それは安心感であり、自信でもある。その後、たとえば違う世界のことに挑戦したとしても、簡単に気持ちが切れないですむ。

『退屈力』(50)

「守破離」の3ステップ

ここで大事なのが、新しい技術を生み出すには、元の「型」が必要だと言うことです。日本の武道や芸道の世界では、上達の段階として「守破離」という考え方があります。最初は決まり事、つまり「型」をしっかり学び身に付けて、守る。次に自分にとってより良い型をつくり、既存の型を破る。そして最後にこうした型自体から離れて自由になっていく。この3ステップが「守破離」です。

『まねる力』(59)

ワザ化の基本は「量質転化」

量的な鍛錬を積むことで、質的な変化が生まれることを、「量質転化」と言います。もともとは弁証法で使われる言葉ですが、私は学生時代に武道家の南郷継正さんの『武道の理論』という本でこの言葉を知り、以来、「量質転化」こそが、あらゆる場面での「ワザ化」の基本だと確信を持ってきました。

『大人の精神力』（113-114）

自分と似た人をまねる

体の癖、あるいは気質と言ってもよいのですが、誰でもその人なりの体質や体格、考え方の癖があります。まねによって技を取り込んでみれば、自然にアレンジされるのです。スポーツなどの教室では、グループ全体が同じようなスタイルを学んでいるのに、みんな少しずつ違ってきます。

逆に言えば、自分に合った人のまねをしていく方が、上達が早い。（中略）

自分にとってまねしやすい先人を見つけることが重要だと思います。

『まねる力』（41）

「型」を身につければ「退屈力」もそなわる

私が強調したいのは、ある特定の「型」を身につけるような地道なトレーニングを、ひとつでもきっちり行ってきた人というのは、「退屈力」がそなわっているということだ。退屈に耐えられる力という意味だけではない。退屈なことを繰り返すことの意味を知っているのだ。

『退屈力』（51）

反復を楽しめば成長する

私はＮＨＫ Ｅテレの「にほんごであそぼ」の総合指導をしているが、幼児番組では、子どもが面白いというツボのシーンは何度も繰り返すようにしている。幼児は同じ話でも簡単に飽きることがないし、むしろ自分がすでに知っている世界を確認しながら、そこに深く入っていくことが楽しいと感じているようだ。だから幼児は、いたずらに新しい刺激を求めることがない。

幼児は、反復によって力がつくことを知っているかのように、反復を楽しむ。幼児は「退屈力」の達人である。だからこそ、人生のどの時期よりも成長が著しい。

『退屈力』（157－158）

出る杭は伸びる

誰でも対話が大事だ、という。しかし、踏み出せない身体が、対話できるだろうか。自分が何を考えているのかを表現する勇気がなくて、対話ができるのだろうか。動けない体は、教育によって生産されている。そして、私たちは、動けないというだけでなく、動かないということによって出る杭をしっかりと打っているのだ。誠実に変革的実践を続けようとする者がまさに「仲間」によって排除され、ノイローゼにされていく陰湿なプロセスに皆で関与しながら、「出る杭は……」と皆でつぶやくのは、やめにしたい。一見ばかばかしいようだが、むしろ「出る杭は伸びる」を慣用句にしたい。

『くんずほぐれつ』（178）

好印象を与えるために「からだ」を使う

「あの人は感じがいい」とか「できる人だね」と好印象を与える人がいます。そういう人をよく観察してみると、必ず「からだ」を使っていることがわかります。

『からだ上手　こころ上手』（73）

体に意識を向け気分をコントロールする

体は気分と直結している。とするなら自分の体の状態に敏感であれば、気分を把握してコントロールすることも難しくない。自分が今どういう状態かを知るには、まず体に意識を向けることだ。自分の体の隅々までを一つのものとして感じ取ることができると、宇宙と一体化したような雄大な気持ちになれる。ヨガや禅、太極拳《たいきょくけん》などが目指しているのはまさにその充足感だ。

ひとりきりになったときに、寂しさにからめとられてしまう人は、自分の体に向き合っていない人が多い。周囲ばかり気にしてしまうのである。

『孤独のチカラ』（93）

だるさはエネルギー過剰状態

二十代のある日、野口晴哉《のぐちはるちか》の本の一節を読んだとき、ひっかかっていたこの問題が氷解《ひょうかい》した。私の記憶に残る一節の趣旨は、こういうことだ。

だるい状態とは、エネルギーがなくて疲れている状態ではなく、むしろ逆にエネルギーが過剰《かじょう》な状態である。私たちは、しばしば、だるさと疲れを混同してしまっているが、両者は正反対の状態なのだ。疲労しているならば休む必要があるが、だるいときは動く必要がある。

『くんずほぐれつ』(85)

反復運動で不必要な力を抜く

同じ動きを大量にくり返すことは、自然体にとって大きな意味がある。同じような動きを何度もくり返しているうちに、そのために必要な最低限の力だけがおのずと選ばれ、それ以外の力は抜けてくることが多いからだ。(中略)

基本の動きを大量に反復練習することの意味は、もちろんその基本の技術を技化することにあるわけだが、同時に、さまざまな動きに必要な中心軸を養うという目的もあわせもたせることができる。むだな力を抜き、中心の感覚を優先させて動くコツは、さまざまな動きの基礎感覚として重要なものである。

『自然体のつくり方』(127-129)

自然体は「技」である

自然体は、力を抜いてなんとなく構えずにいるということではなく、練習して得ることのできる一つの技である。その自然体が、コミュニケーションを活性化させる〈レスポンスする身体〉の基礎になっている。

『自然体のつくり方』（198）

疲れない坐り方

私の研究テーマのひとつに、「静坐《せいざ》」があった。あるいは、坐禅の結跏趺坐《けっかふざ》や半跏趺《はんかふ》坐《ざ》の研究も行なっていた。だから自分自身で、その姿勢を畳の上でつくって習得を目ざし、そしてワープロを打ち続けた。（中略）

まず、座布団を一枚敷き、その上に坐る。そしてもう一枚、座布団を使って、二つ折

りにして、お尻の下にちょっと挟む。背もたれは使わない。（中略）
そこで実感したのが、腰骨を軽く前傾させて、そのうえで背骨をまっすぐに立てることの重要性だった。体が後ろにそっくり返っていては、集中できず、逆に疲れる。ある程度の前傾が必要になってくるのだ。
そのような軽い前傾の姿勢をとって、坐り机を、かなり自分のお腹の方に引き寄せる。ワープロを、机の奥の方に置いて体から離し加減にして、机の上にひじを置く。体と机の間隔はふつう、二、三十センチぐらいだろうが、ほとんど十センチ、十五センチぐらいまで引き寄せる。見た感じ、相当奇妙な姿勢だったろうけれども、これはかなり疲れない方法だった。

『坐る力』（81－82）

概念の技化が上達の原理

嘉納治五郎が唱えた「精力善用」や、さまざまな理念・観念は、常に身体を動かすこと結びつけられているところがポイントです。普通、観念は観念の世界、実地は実地の世界とまったく区別されていますが、治五郎の場合は、実地に即して観念を身に付けていこうとしました。概念を技化《わざか》していくという視点が重要です。これが上達の普遍的原理となります。

『代表的日本人』(90－91)

「武士道」は勇気の装置

たとえば、何かで失敗したとしよう。誰でも「こうすればよかった」と後悔もするし、「次も同じ失敗を繰り返すのではないか」と不安を覚えることもあるだろう。しかし度が過ぎると、心を萎縮させ、チャレンジ精神を失わせることにもなりかねない。

そういうとき、心に〝ケリ〟をつける強さを教えたのが武士道だ。かの『葉隠《はがくれ》』には「武士道といふは死ぬことと見つけたり」とあるが、これは常に「死」を恐れぬよう訓練することで、不安や後悔といった「生」の雑事を相対的に小さく見せるという意味だ。

武士道とは、剣術と禅をワンセットにした上で、そういう価値観を修練する場、ないしは精神を鍛える場なのである。いわば「勇気の装置」として機能したわけだ。

『情熱のスイッチ』(12)

「肚がある」という精神性

武士は常に身体の形から入って、心の在り方を調えようとしました。

武士というのはいつでも意識が覚醒していて、闘いに備え、火急に際して即座に対応できなければなりません。それには肚が据わった構えが必要でした。

紋付き袴姿は常に乱れなくぴしっと見せていなければならないので、曲がった背中などあり得なかった。素読の時間に腰が抜けたような状態、まして寝そべったような状態で本を読むことはあり得なかった。ちゃんと腰を立てて、声を出して読み続けるわけです。

「肚がある、肚が据わっている」というのは緊急のことに処しても落ち着いて判断できるということです。

その精神性は、さまざまな身体の形に表れていました。表情というのも一つの文化ですが、表情を変えないという訓練をしていたわけです。どんな時にも苦しそうな顔はせず平然としている。あるいは自分にとって非常に都合の悪いことを持ちかけられても動揺を顔に出さない。忍耐強く人間性に粘りっ気があった。

そういう自分の感情をコントロールできるというのは、受け継いだ文化あっての技であったし、美徳でもあったわけです。

『呼吸入門』（45－46）

自分を恐れさせる人物を評価する「眼力」

眼力というと視覚的な感じがするが、このような触感的な眼力もある。勝（編注：海舟）の場合は、自分の感性にどう触れてくるのか、という観点で人物を判定している。

スポーツ、とりわけ格闘技をやったことのある人はわかると思うが、相手と直接対峙したとき恐れを感じることがある。彼は、そういう「自分を恐れさせるもの」で品定めするのだ。

　これは意外に難しいことで、眼力のテーマの一つでもある。というのも、日本の社会には伝統的に、自分のコンプレックスを悪い形で眼力に投影してしまい、選考する立場にいる人間が自分より能力の低い人を重用し続けてしまうという悪い癖があるからだ。（中略）しかし勝の場合は、逆に、自分を恐れさせる人間を高く評価する。敵に回さないように手厚くし、重用する。すると、勝の周りには、陸奥《むつ》宗光《むねみつ》ら、すごい人物が自然と集まってくるようになってしまう。坂本龍馬もその１人だ。

『眼力』（32－33）

第5章　コミュニケーションの極意

ほめることから始まる共感

自分の話に共感してもらいたいと思ったら、まずは相手をきっちり認め、ほめることが大事です。

ほめて、ほめて、ほめまくる、と言ったら変ですが、相手の本当にいいところをきっちりと言葉にして表現していくのです。

これは照れや恥が多い日本の文化の中にはあまりなかったことですが、そのために日本人は「自己肯定力」が他国に比べて著しく低いという弊害を生んでしまったと私は思っています。

『齋藤孝の「伝わる話し方」』(58-59)

「共感」に敏感になる

共感してもらえるか、もらえないかは話し方次第のところがあります。(中略)

大切なのは、自分の話が相手に共感されているかどうかを、センサーで感じ取って、そのつど調整していく機能です。これが「共感センサー」です。

この「共感センサー」が磨かれていないと、相手がとっくに飽きてしまっているのに延々と話しつづけてしまいます。

『齋藤孝の「伝わる話し方」』(4、6)

斜め四五度が基本型

ぺらぺらと論理をまくし立てることが、コミュニケーション力なのではない。相手の感情を含めて理解し、次の一歩をお互いに探し合う。そうした前向きで肯定的な構えが、身につけられるべき基本の構えである。

向き合って唾を飛ばし合い戦い合うイメージではなく、斜め四五度で向き合い、相手を半分見つつも、もう半分の意識では共に未来を見ている。前方を共に見ながら、対話を積み重ねる。その斜め四五度のポジショニングが、コミュニケーションの基本型である。

『コミュニケーション力』(12－13)

共感はエネルギーの源にもなる

演説を終えたあと、ユヌスさんには世界中の何百万人もの人たちからわきあがってくる声が聞こえたそうです。その声はこう言っていました。

「私たちにはできる。私たちには実現できる。この壮大で、狂った、正気とは思えない、不可能な夢を現実のものにしよう！　私たちは貧困なき世界を作ることができる！」

(編注：『ムハマド・ユヌス自伝――貧困なき世界をめざす銀行家』猪熊弘子訳、早川書房)

これもひとつの共感力です。相手に共感して、相手のエネルギーを感じ取っていくことで、自分のエネルギーに変えています。ユヌスさん自身がエネルギーにあふれている人ですが、そのエネルギー源は周りの人からもらっているのです。

ですから、個人にエネルギーがあるかどうかだけでなく、他の人のエネルギーを感じ取れるかどうかが大切です。人に共感し、共振できる人がさらにエネルギーをチャージして、強力になっていくのではないかと思います。

『齋藤孝の「伝わる話し方」』(89)

「意外性」が効果的

知的で、シャープで、能力が高いイメージにプラスして、意外に人間的だという要素が入ると、好感度が上がるということだ。この「意外に」というところが好感度の一つの要素である。私たちは意外性に反応してしまう。

それを私は「本質錯覚論」と呼んでいる。ふだん優しくない人がちらっと垣間見せる優しさの方が、ふだん優しい人のそれよりずっと効いてしまう。九九の厳しさの中に一つの優しさがあると、ものすごく好感度が上がるのである。

『人の心をギュッとつかむ好感度UPの法則』(193)

〝仮面〟を被ることで素を保つ

私たちは、よく「本音で語ることこそ善」と考えがちだ。「腹を割って話そう」とか「素の自分を見てほしい」といったセリフもしばしば聞く。しかし、それではかえって疲れてしまうのである。

特に仕事において、「仮面」をつけたままのコミュニケーションはけっして悪ではない。それが相手との関係を円滑にしたり、交渉をまとめたりする手段になり得る。そして何より、素の自分を崩さずに済むのである。

『情熱のスイッチ』(83)

好感の法則

人に対して好感を持つ人が好感を持たれやすい、という法則は真実だ。自分に対して好感を持ってくる人に対して、人は好感を持ちやすい。そうした関係を作るには、贈り、贈られるという行為が最も近道で効果的なのである。

『人の心をギュッとつかむ好感度ＵＰの法則』（１１７）

「抵抗疲労」を利用する

実際に私も、興味の湧かない仕事や気の乗らない仕事を、断ったにもかかわらず、二度、三度と重ねてオファーされると、そんなに言うなら…と、最終的には受けてしまうことがある。（中略）

これは、心理用語で言うところの「抵抗疲労」によるものだ。同じことを何回も繰り返されると、抵抗することに脳が疲れて、受け入れてしまうのである。

日本人は、この抵抗疲労が特に強い。（中略）

しかし、三顧の礼に弱いというのは、情に厚い、日本人のいいところでもある。これを利用しない手はない。仮に、最初は邪険に断られたとしても、諦めずに繰り返し繰り返しアピールすることで、結果が変わる可能性は高い。

『ビジネス小説で学ぶ！　仕事コミュニケーションの技術』（58－59）

苦手な人とは会わない

苦手な人とどう付き合っていけばいいですか、という相談を受けることがあるのですが、私はある程度の年齢になったら、苦手な人とは会わない、話さないと決めればいいと答えています。人生の時間は限られています。苦手な人と親しくなる努力をやめて、気の合う人とだけ付き合うと決めてしまう。これも1つの方法です。

『10歳若返る会話術』（162）

当事者意識を喚起して相手を動かす

人はなかなか自分の思い通りには動いてはくれません。「こうしといてくれ」と上から命令しても、うまくいかないでしょうし、「お願いします」と下手に出ても、その通りにしてくれるとは限りません。

人を動かしたいと思ったら、まずは自分の話に共感してもらうこと。そして一番の理想は、相手が自らの意志で「そのように」動いてくれるよう導くことです。

そのために効果的なのが、当事者意識を喚起する、という方法です。

『齋藤孝の「伝わる話し方」』(69)

「パーソナルスペース」を知る

人にはみな、近づかれると違和感や不快感を覚える距離感があります。それを「パーソナルスペース」と呼ぶのですが、それは物理的な身体の距離だけでなく心理的な距離にもあてはまります。

触れてほしくないことや踏み込んでほしくない話題といった地雷の多くは、その人のパーソナルスペースに隠されているもの。そのため、地雷を回避するには、相手のパーソナルスペースに不用意に立ち入らないように心の距離感を意識し、気を配っておくことも大事になります。そして、それにはやはり「相手の立場に立って、相手の目線と気持ちで考える」姿勢が求められるのです。

『大人の読解力を鍛える』(62−63)

質問が部下を育てる

「知らないことを知る」のが質問の基本である。当然だという声が聞こえてきそうだが、これは質問の「表の顔」にすぎない。むしろ、「裏の顔」のほうが、メリットが大きいくらいだ。その代表的なものを見ていこう。

①コミュニケーションの活性化

質問は、コミュニケーションを高める効果がある。その結果、相手に対する理解が増し、さらにコミュニケーションが活性化することになる。(中略)

②相手に考えさせる、答えを言わせることでコミットメントできる

質問の最大のメリットが、相手に考えることを促す点である。たとえば、部下に「こうしておいて」と指示を出す場合と、「君だったらどうする?」と質問する場合とを比較してみるとわかるだろう。(中略)

さらに、人間は、誰かが言ったことよりも、自分自身で言ったことに対して、コミットメントが増す。つまり、当事者意識を持たせることで、その発言の約束を果たす責任を強く感じるようになる。

よって、一方的に指示を出すのではなく、こちらから質問し、相手自身の口で答えさせることによって、より責任感を持たせることができる。質問を上手に使えば、部下を育てることができるのだ。

『ビジネス小説で学ぶ！　仕事コミュニケーションの技術』(90－93)

沿いつつずらす

コミュニケーションの秘訣は「沿いつつずらす」ことにつきる。これは私が標語化して、キャッチフレーズのように使ってきた言葉だ。人と対話する時、相手に沿った話をしないと乗ってこない。しかし沿っているだけでは話は発展しない。沿うことを前提とした上で、角度を付けて少しずらしていくのが私が経験的に得たコミュニケーションのコツである。

『質問力』(76)

仕事以外の顔も知る

自分の本当に好きなことについては黙っているのがひとつの美学みたいになっている。でもそれは実は、仕事には決してプラスにはなりません。職場でも趣味がわかりあっているような親密な関係があれば、お互いに信頼関係が築けて仕事上少々きついことでも言いあえる、風通しがよくなる、ギクシャクせずにすむ。仕事以外の顔もちゃんと僕らは理解しあっている、というような信頼関係があると、フォーマルな場での話の雰囲気も変わるのです。

『偏愛マップ』(94－95)

脳内ワールドを増やす

聞いた物語がイメージになって、ひとつのまとまりあるワールドができると、また別の物語で別のワールドができる。ワールドがひとつの部屋となって、それが無数に脳の中にできている感じになる。(中略)

このワールド感覚が人の話を聞くときに役に立つ。だれかと話をするということは、その人用の部屋をひとつキープするようなものだ。あなた用の部屋はいつも取ってあります、という感じのよいホテルを思い浮かべればよい。

『100％人に好かれる聞く力』（142－143）

文脈力をつけるにはどうしたらよいか

それは、会話の最中にメモをとることである。私は、対話中には、ほぼ必ずメモをとる。自分がインタビューされる側であっても、メモをとりながら話をする。相手の質問をまず聞く。できれば相手が用意してきている質問を、はじめに全部聞き出す。そしてそれをメモする。それに対する返答も、質問を聞きながらキーワードだけどんどんメモしていく。自分がこれから話す可能性のある事柄を、とりあえずキーワードでマップにしていくのである。

『コミュニケーション力』（30－31）

具体的かつ本質的な質問を

普通は、具体的なことを聞こうとすると非本質的になってしまい、本質的なことを聞こうとすると抽象的になってしまいがちだ。自分の質問は、的外れではなくしかも具体的であるかという点をチェックポイントとしていつも持っていると、質問力は確実に上がる。

『コミュニケーション力』（173）

「話す」ことは快感である

「話す」というのはきわめてストレス解消になる行為である。自分の意見が相手に染みこんでいくことの快感はだれの心をも満足させる。

『100％人に好かれる聞く力』（4）

雑談を続けるコツ

雑談はあくまで雑談であって議論ではありません。
結論の是非はこの際どうでもいいし、誰もそれを求めてはいません。(中略)
無理に話をまとめようとしない。
抽象的・一般論的な結論を出さない。
オチを作らずに、どこまでもズルズル引き延ばしていく。
結論に至る前に、小気味よく(時には目まぐるしく?)話題を変えていく。
これが雑談を続ける、雑談を広げる秘訣です。

『雑談力が上がる話し方』(28)

仮定法で思いを伝える

思うように話が相手に伝わらないのは、ストレートに言ってしまうと差し障りがあったり、面と向かっては言いづらくて、まわりくどい言い方になってしまうから、というケースもあります。

こういうときは「もし私が何々だったら」と仮定法をつかうと、わりと抵抗なく伝えられて、相手も受け入れやすいものです。

『齋藤孝の「伝わる話し方」』(33)

会話では「本当のこと」と「否定的なこと」は言わない

会話自体が争いの種にならないようにするには、2つのルールがあります。

1つは「本当のことを言わない」ということ。ウソをつくのは倫理上よくないことですが、人との会話においては、「本当のこと」を言うのも、ウソと同じかそれ以上によくないことがあります。特に、言われるほうにとって耳の痛いことを真っ向から突きつけてしまうと、強い抵抗にあい、会話どころではなくなってしまいます。(中略)

もう1つのルールは、「否定的なことを言わない」。わざわざ悪口を言う人はあまりいませんが、悪口ではなくても、言われてイヤなことは誰にもあります。

『10歳若返る会話術』（156－157）

逆接の接続詞はいらない

「でも」「だけど」と言うクセのある人がいる。きっと、自分でも気づいていないのではないだろうか。

逆接の接続詞は会話には要らない、これが私の考えだ。

『「対面力」をつけろ！』（81）

受けとめて、ずらす

もし、相手と反対の意見を述べたいなら、受けとめてから、ずらしていく。「否」と言下に相手を否定しなくても、「こういう考え方もできる」と話を進めていくことで、別の見方を相手に提示することはできる。

『「対面力」をつけろ!』(82)

文脈を外さず対話する

はっきり言うと、頭のよさは文脈をつかむ力だといえる。文脈をつかめない人はやはり頭はよくないとみなされる。みんながみんな新しいアイディアや発明を生み出せるわけではない。しかし文脈を外さず、キッチリと織物を織っていくように対話ができる能力は、練習すればほとんど誰でもができるようになる。磨けばのびる能力なのだ。

『質問力』(37)

話すことは反射神経が大事

文脈に則《のっと》って「話す」ことは、「書く」よりもある意味難しいことです。書くことには時間をかけられます。ゆっくり考えることができます。しかし会話は流れ去ってしまうものなので、その瞬間、瞬間が勝負。「ここで言わなきゃ」というところで言わないと、その文脈は二度と来ないかもしれない。そういう状況のなかで、つねに瞬発的思考力と即応性、柔軟な反射神経が試されています。これは、かなり意識的にトレーニングしないと磨かれません。

『文脈力こそが知性である』（88―89）

相手の価値観に寄り添う

「文脈に寄り添う」とは、その場の会話の流れをおさえるというだけではなく、その人のこだわりや価値観に寄り添うということでもある。人の過去を会話で変えることはもちろんできないし、過去にできてしまったこだわりを変えることも、長期にわたる心理療法をもってしてもほとんど不可能だ。

『100％人に好かれる聞く力』（101）

上手な説明はまわりを幸せにする

上手な説明はまわりの人たちの時間を節約し、その幸せに貢献しているのです。そういった感覚をもって、常に時間を意識して研ぎ澄まされていったものが、まわりからも一目置かれるような優れた説明力になっていくのだと私は考えています。

『頭のよさとは「説明力」だ』(17)

かゆいところに手を届ける

上手な説明とは、「かゆいところに手が届く」説明です。隔靴《かっか》掻痒《そうよう》という言葉がありますが、靴の上からかゆい部分をかくようなもどかしい思いを抱かせる説明だとしたら、それはだめな説明でしょう。(中略)

上手な説明をするためには、まず情報を絞り込む。

説明のポイントは三つに絞り、優先順位をつけ、他のものは切り捨てる。

相手にとって、「かゆいところに手が届く」という視点で、情報を絞り込んでいくことが重要なのです。

『頭のよさとは「説明力」だ』（59－60）

一分間プレゼンのポイント

私はさまざまな会社からプロジェクトへの協力を打診されることがあるが、会社の概要と現状の説明だけで三十分程度かける人もいる。特にパソコンを使う場合、紙による説明よりも時間がかかる。仕事の本質に時間を割くためにも、説明は一分以内にすべきである。

「一分間プレゼンテーション」でまず重要なのは、何がコンセプトかを明確にすることだ。これは「趣旨」「要旨」「あらすじ」といったものとはややニュアンスが違う。あえて日本語で表現すれば、さまざまな情報やアイデアの羅列ではなく、それらを組み上げ、一つ上の次元で抽象化してまとめた概念といったものだ。それを最初に披瀝することが、今日《こんにち》のビジネスシーンで提案者に求められる要求だろう。

『1分で大切なことを伝える技術』（83－84）

優れた〝問い〟が聞き手を引きつける

説明のときも、うまい問いを立てることで、聞く人の気持ちをぐっと引き寄せることができます。立問力《りつもんりょく》と言ってもいいと思いますが、問う力が聞き手を説明に引き込んでいくのです。

『頭のよさとは「説明力」だ』(112)

上手に話すためには聞き方にも気をつける

上手に話せないと悩む人は、話し方を練習するだけでなく、聞き方に気をつけることも大切です。というのも、正しく聞けていないから上手に話せないということがあるからです。「会話」というキャッチボールは、ボールをきちんと受け取って、相手に返すもの。変な体勢で受け取ったまま投げ返したら、とんでもない方向に飛んでいってしまうのも無理はありません。

『10歳若返る会話術』(70)

具体例を挙げる効果

具体例を挙げる能力が乏しいと、説明がうまくいかないだけでなく、その発言者がぼんやりとした人、思考力の乏しい人といったイメージも相手に与えてしまいます。

逆に聞き手が、「ああ、要するに、そういうことなんですね」と、すぐに腑に落ちる上手な具体例を示せる人は、相手からも理路整然とした頭のいい人と思われます。

『頭のよさとは「説明力」だ』(23)

対話の基礎は活字力

他者に対する態度というのは、読書量、つまり活字力と関係があります。活字を読むというのは、「書いた人の話を聞く」行為です。読書量が多くなればなるほど他者の話を落ち着いて聞くことができるので、まず相手の話を理解し、その上で自分のコメントをするという対話ができるようになります。

『大人の精神力』(66−67)

話を聞くときの基本リアクション

人の話を聞くときの鉄則がある。

「目を見る」「微笑む」「うなずく」「相づちを打つ」——この四つは対面における基本中の基本リアクションだ。

だが、最近、私はもう一つ大事なことが抜け落ちていたことに気づいた。

「臍《へそ》を相手のほうに向ける」、つまりからだの中心軸を対面相手に向けることである。

『「対面力」をつけろ!』(25)

会話では「薄い反応」をしない

会話で「薄い反応」しかできなくなると、次第に話しかけられることが少なくなります。なぜなら、話しかける側が疲れてしまうから。「今言ったこと、意味わかりましたか?」と確認しなくてはなりませんし、「もしかしたら、つまらないと思っているんじゃないか」と心配しなくてはならない。面倒で疲れるような相手とは、話したくなくなります。

『10歳若返る会話術』(72-73)

聞きたいことをすぐに聞き出せると思わない

言いにくいことは、三度くらい聞かれないとなかなか言えないものなのだ。

『「対面力」をつけろ!』(121)

質問のしかたでおもしろい話を聞き出せる

自分がたとえ素人でも、質問のしかたによってすぐれた人からおもしろい話を聞き出すことができる。頭の中で少しでも質問を工夫するだけで、現実は変わってくるのだ。

『質問力』(21)

企業面接で困る質問をされるのはなぜか

答えに窮《きゅう》する質問、意図の見えない質問をするのは、不測《ふそく》の事態にどう対処できるか、どのぐらいの意識の幅があるか、その感知力と対応力を見ているのだ。これはよく「柔軟《じゅうなん》性を見る」と言うのと同じことだ。

『「意識の量」を増やせ!』(35)

相手の話を繰り返す

私は時々やるのだが、相手の話の中にキーワードをまず見つける。そして相手の口から発せられた言葉を自分も使うと、相手は大変好感を覚えるのである。

その際、直前に言われた言葉を使うとオウム返しになってしまうが、20～30分前に言った言葉やその人が他で言った言葉を覚えておいて引用すると「いやあ、君はよくわかっているねえ」と評価される。当人が言った言葉だから「わかっている」のは当然である。しかも自分の言葉だから、相手は喜んで話を聞く。非常に効果的な技である。

『質問力』(80－81)

自分自身にも質問する

ハイレベルの「質問力」で大切なのは自分自身にその質問をした時、どう答えるのかを、一応シミュレーションして、ある程度の答を用意しておくということである。自分が聞かれたら、とうてい答えられないような質問はしない。そうでないと、返ってきた相手の答に対応できないわけだ。

『質問力』（187）

公共的な感覚は訓練しなければ身につかない

個人的でない内容の文章を書き、人に伝えるには、きちんと書く訓練をしなければならない。「公共的な感覚」は訓練しなければ身につかない力である。意識してトレーニングを積み重ねることで、公共的な感覚を持つことができ、どんな場所でも、どんな人とでもきちんとつながることができる。それが書くことで獲得する自由なのだ。

『原稿用紙10枚を書く力』（68－69）

文章作成のキーワードは「3」

私はものを書く前に、まずテーマをはっきりさせるために、自分の脳みそにあるものをテーマごとに全部吐き出す作業をする。(中略)

そしてネタを全部散らし終わったら、今度はそれを大きく3つのグループに分ける。あるいはその中のベスト3を選び出す。ベスト1ではなく3にするのは、1つに絞るとけっこうまともなものを選んでしまい、斬新なものが落ちてしまうからだ。3つという数に絞り込むことが必要十分条件だ。

それをキーワードにして、3つの章を立てる。各章は重なり合わない構成にするから、ちょうど柱が3本立っている形になる。柱が2本だと建物は倒れてしまうし、4本だとしっかり立つが、必要最小限ということで考えると、三脚のように3点で立っているのが一番シンプルで分かりやすい。

『段取り力』(130−131)

メモのマッピングで全体が見えてくる

まず、書く前に書くべきことをメモにして抜き出して、重要度の順番を決める。そのようなマッピングをして、重要度の高い順番に書いていけば、たとえ途中で時間切れになっても、自分の言いたいことはきちんと表現される。

考える前に書きはじめ、書きながら考えていくという書き方は絶対にやめることである。

走る前に、上空から見ておけば、その場所の地形がはっきりと俯瞰できる。そうすれば地形に沿ってムダなく走れるようなものだ。

『原稿用紙10枚を書く力』（126－127）

起承転結の「転」に核がある

「起承転結」とは、四つが均等のものではなく、実は「転」があるかないかにすべてがかかっている。考える順番でいえば、「転」が最初。つまり、「転起承結」なのだ。

「転」を思いついたら、あとは「起・承」を無理にでもくっつける。「結」は最後、とりあえず無理やり考えて大丈夫。「転」を命《いのち》にして、「転」を思いついたら書く。（中略）「転」が落とし穴だとすれば、それを上手にごまかすのが「起・承」で、「結」というのは、落とした相手を笑うところだと考えればいい。

『原稿用紙10枚を書く力』（28）

説得力は身体から生まれる

キング牧師には強力な〝武器〟があった。声自体にたいへんな迫力と説得力があるということだ。

およそ名演説と呼ばれるものは、言葉の中身だけではなく、どのように語ったのかも大きなポイントになる。それも美声とか響きがいいといったレベルではなく、当人の身体性に裏打ちされて初めて生きた言葉になるのである。

私たちのレベルでいえば、人に大事なことを伝えようと思うとき、まず身体性をつくくる必要があるということだ。

『リーダーシップとは言葉の力である』(70－71)

聞く力のある人は好感度が高い

現代の好感度は、人にサービスしてあげるような要素が必要だろう。考えてみれば、コミュニケーションも一つのサービスである。その人がしゃべりたいことをしゃべらせてあげる、こうした聞く力を持った人は、それだけで大きな贈り物を話し手にしているのだ。だから聞く力のある人は好感度が高く、人気があるのである。

『人の心をギュッとつかむ好感度UPの法則』(111－112)

「意味と感情」をつかまえる

意味と感情――この二つの要素をつかまえておけば、コミュニケーションの中心を外すことはない。情報という言葉は、感情の次元をあまり含んでいない言葉だ。情報伝達としてのみコミュニケーションを捉えると、肝心の感情理解がおろそかになる。人と人との関係を心地よく濃密にしていくことが、コミュニケーションの大きなねらいの一つだ。したがって感情をお互いに理解することを抜きにすると、トラブルのもとになる。

『コミュニケーション力』（3）

懐に入る力

相手を触発する力、相手の懐に入る力が、一流を作る。

『「対面力」をつけろ！』（146）

第6章　自己と人生

上手にあきらめて次に進む

向かないものや手が届かないものに拘泥《こうでい》すると、人生が楽しくなくなることがあります。上手にあきらめて、次に進むことも大事なことです。

『知的人生を楽しむコツ』(116)

心の〝揺れ〟が人生を豊かに

私は二〇代を社会とかみ合うことなく、沈潜して過ごしてしまった。今さらそれをいいとか悪いとか言う気も起きないが、その後社会とかみ合うギアを見つけていなかったら、不満のかたまりとして、周囲に迷惑をかけ続けることになっていただろう。

単純なポジティブシンキングには、私は共感できない。揺れ動く心を持って生きるから、人生に色も出る。

『ブレない生き方』(210)

「自分のため」の先にあるもの

二〇代から三〇代前半にかけてのことだ。

その頃の私は、「自己表現をしたい！」という欲求に満ちていた。ところが、いざ表現を試みても「自分はこんなものじゃない」と満足できない。自分を賭けているから、自己表現した時の失敗も怖い。不安や不満、認めてもらえないストレス。ありとあらゆるものを抱え込んで、身軽というより身重。停滞の十数年間であった。

ある時、「失敗しても次にいけばいいさ」という境地にたどり着いて、フッと身軽になった。「自分のため」に表現するのではなく、「相手（世間）のリクエスト」に応えればいいのではないか。こう考え方を変えたことで、今の自分がある。

『ブレない生き方』（133－134）

流れに身を任せることで「運」をつかむ

以前の私は、運をつかめないタイプだった。

どうしてあんなにうまくいかなかったのかをいま思うと、自己主張が強すぎたからだ。我を張りすぎていた。

自分のやりたいこと、表現したいことがはっきりあるのだが、それが空回りしていた。「俺のこの素晴らしい考え方をなぜ理解してくれないんだ」と息巻いていたときは、世の中から見向きもされなかった。

『声に出して読みたい日本語』が世に出たとき、私はすでに四〇歳を超えていた。あのまま自己主張を続けていて、「いやあ、本当にやりたいことは別に日本語ではなくて、身体論ですから」と言っていたら、いまなお何のきっかけもつかめなかっただろう。

私自身、そういう運をつかめないどころか、運を遠ざけていくような生き方を長くしていたからわかる。

「俺が、俺が」と言っている人は、運を引きつけない。縁も引きつけない。

自分には力がある、いろいろな仕事ができるはずだと思っているのに、活躍の場を与えられないとくすぶっている人が大勢いるだろう。その運のなさというのは、実はその人自身が、自分のほうから「堰《せき》」をつくってしまって流れを止めているのだ。

『折れない心の作り方』(59－60)

アイデンティティと個性は違う

アイデンティティとは自己の存在証明だが、自分一人の個性のことではない。他者と本質的な部分を共有しているという要素が必要だ。

『代表的日本人』(215)

自分というものを関係主義的に捉える

多くの人は、自分は一つの人格であると思いがちです。しかし、考えてみれば家族との関係性、友達との関係性、会社での関係性はそれぞれ違うもので、人は同時にいくつもの関係性を生きているのが普通です。

それならば、一人の個人というよりもそれぞれの関係性の数だけ顔があるというように、人間の存在を関係主義的に捉えたほうがリアルではないでしょうか。

『生きることの豊かさを見つけるための哲学』（188）

「自分探し」ではなく「自分作り」

しばらく前に、「自分探し」という言葉が流行したが、私にとっては「自分をつくる」という表現の方がしっくりくる。（中略）

自己や自分というものは、自分ひとりでつくるものではない。他者との関係の中でつくられていくものだ。

『読書力』（68）

「役割」と「人格」を分けて考える

自意識から自分を解放するにはどうしたらいいか。

一つには、「自分」にとらわれている気持ちをひとまず脇に置くことだ。これは自分に課された「役割」であって、自分という「人格」とは関係ないと考える。

『「対面力」をつけろ!』(158)

純粋と頑迷の違い

純粋さと頑迷さは、紙一重だ。単なる視野の狭さや器の小ささを、純粋さと自ら取り違えて状況を悪化させる危険性を、私自身、経験からよく知っている。

『ブレない生き方』(5)

自己は経験と思考の積み重ねで安定する

たしかに自己というものは、物のように確固たる固定的なものではない。しかし、経験と思考を積み重ねていくことによって、アイデンティティは重層的になり安定してくる。

『読書力』(51)

複数のアイデンティティで自分を支える

アイデンティティの根っこを一本化してしまうことは大変危険だ。(中略)

心の拠りどころが単線化し、それ一本だけしかないものが断ち切られてしまうと、心が空洞化する。よすがを失った心の隙間に、新興宗教とか占いといったものがすっと入り込みやすくなる。(中略)

強力過ぎるものを一本持つよりは、むしろプチ・アイデンティティでいいから、数多く持つことだ。細かく根を張って、複線化していく。

太くまっすぐな一本の根よりも、複数の細い束のほうが、耐性が高い。

『折れない心の作り方』（179-181）

自信と勇気と行動を循環させる

自信と勇気と行動。それぞれ単純な言葉ですが、言葉としてバラバラにあるだけでは意味がありません。この三つを循環させて成功に導くことが肝腎《かんじん》です。

自信を持っている人は勇気を持てます。勇気があると行動できます。その行動が自信になっていきます。それが自信を出発点にした循環です。

自信がない人は、まず勇気を出して行動してみたら、それが自信につながる場合があります。自信も勇気もない、とりあえず行動してみたら自信がついて、次に勇気が出てくるという循環もあります。

『くすぶる力』（147）

成熟とは何か

成熟とは何かと考えていくと、シンプルな基準を自分の中に持つことと、多様な行動の工夫を持つこと。この2つが大事になります。

『齋藤孝の絶対幸福論』（26）

正当な怒りの条件

怒りは、成熟のプロセスで制御されるべきものであると一般には考えられている。しかし、怒れる者になるためには、成熟が必要である。市民として成熟していない者でも、腹を立てることはできるし、むかつくことはできる。しかし、怒ることは、学んでいくものであり、成熟のプロセスで身につけていく力である。怒るためには、会ったこともない他者の魂にふれる触覚的想像力と人権感覚が必要となるからだ。

『くんずほぐれつ』（161）

くすぶりが人生を強化する

人生は一歩ずつ歩みを進めていくものです。

今、ちょっと迷いの中にいる。くすぶっている。

そう感じた時、本書を思い出していただきたい。

小さくまとまるのでもなく、あるいは自己否定するのでもなく、思いっきりくすぶってほしい。それが人生を前へと進める推進力になります。その推進力こそが生きる醍醐《だいご》味《み》であり、ひいてはその人の魅力となるでしょう。

「自分が今くすぶっている」という〝くすぶり感覚〟をきちんと意識化して、「だから自分はどうすべきか」考えてみることです。

『くすぶる力』(5)

野生の思考を取り戻せ

人がくすぶってしまうのは、生きることに燃焼感を求めているからです。（中略）

動物は飢餓状態に入ると、普段眠っている潜在的な遺伝子がスイッチオンするそうです。ハングリーな状態が、生きていくための勘と能力を発動させます。

常に安全な場所に身を置くと、その遺伝子のスイッチオンなしに生きていけるようになります。ほとんどの遺伝子がスイッチオンせず、いわば安楽に生きている状態に、くすぶり感を覚えてしまいます。

すでにハングリーな状態の人から見れば贅沢な悩みですが、今いる安定した場所から離れてこそ見える価値があります。一回突き崩すことで「野生の思考」を取り戻し、もっと前にという力につなげるのです。

現状に対して「くすぶっているな」と気がつくことで自分の今ある環境や意識を変え、不全感を乗り越えて生きている実感をつかもうとする。くすぶりを自覚することで人生の転機がつかめます。

『くすぶる力』（132－133）

状況を変えるか、自分を変えるか

気分が後ろ向きの時は、人生まで後ろ向きになってしまうものだ。そういう時、状況をすぐに変えるのが難しかったら、自分のほうを変えてしまうという方法もある。なぜなら人生とはつねに、

①「状況を変えるか」
②「自分を変えるか」

の闘いだからである。

『前向き力』(37)

ゆるやかなメンタリティと熱い気持ちを共存させる

「体験の石油化」をうまくやるためには、二つの要素がいる。

一つ目は、ロックを聴きながら「絶対、見返してやる」と思うパターン。もう一つが、向上心とともに「ゆるやかな生活っていいじゃん」と思うこと。（中略）地域の人とまじわり、楽しく暮らして、これはこれでいいなという実感を得る。そういう時間に、ときおり、「思い」がほとばしる経験があって、それが燃料として埋蔵されるのだ。

こうしたゆるやかなメンタリティと「見返してやる」「いまに見てろ」という熱い気持ちを、同時並行させなければいけない。

『〈貧乏〉のススメ』（64－65）

情熱のある人が成功をする理由

才能だけで成功できるほど、世の中は甘くない。素質に恵まれ、将来を嘱望《しょくぼう》されながら、開花できないまま生涯を終えた人も古今東西に無数にいる。その一方、本来の素質がどうであれ、頭一つ抜け出した活躍をしている人、輝いて見える人もきわめて多い。

では、この明暗はどこで分かれるのか。もちろん、「努力」や「運」や「出会い」なども関係しているだろう。しかしその前提として、後者が共通して持っているものがある。それは「情熱」だ。

およそ何かをなし遂げた人、なし遂げようとしている人は、概して圧倒的なパワーを持ち合わせている。それは松岡修造さんのように誰の目からも明らかな場合もあれば、マグマのように内に秘めている場合もある。その〝熱さ〟こそが、一般的に「才能」と呼ばれるものの根源ではないだろうか。少なくとも、及び腰の成功者は存在しないのである。

『情熱のスイッチ』（2－3）

子ども心と社会性を共存させる

「子ども力」というのは、いい意味での子どもらしさを指す。純粋である。喜怒哀楽《きどあいらく》がはっきりしている、向上心がある、好奇心旺盛《おうせい》である、そういう「いきいき感」がある。

（中略）子ども力があるのに幼児性の非常に少ない人がいる。いつまでも子ども心を失わないのに社会性はある。社会性はあるのに純粋性がある。そういう大人がいる。これは成功者の中に多いタイプだ。

『〈貧乏〉のススメ』（147‐148）

倫理観は小学生時代に教えよ

私は、人間のライフサイクルにおいて最も倫理的な時代は小学生時代だと思います。小学生のときは、いろいろな物事を素直に受け止め、素直に考えられる時代です。その頃にこそ、善とは何か、よりよく生きるとはどういうことなのかを徹底的に教えるべきでしょう。そうして、勇気を持つことが重要だとか、悪を憎む心が大切だとか、友情が大事だということを、人生の基本にまず据えるよう導くべきなのです。

『代表的日本人』（116）

価値観と価値感の違い

理想を語らず、「絶対的な価値などはないのだ」といった気分が子供たちを支配し、「快適であれば、それでいいではないか」「私が感じるものが価値感なのだ」という空気が強くなっているのです。

しかもそれは、一貫した見方という意味での「観」ではなく、その時々に快適だと感じたほうに動くという「感」でしかなく、その意味で「価値観」ではなく「価値感」に変わってしまったと言ったほうがより適切でしょう。私たちは、まさに憂慮すべき事態に直面しています。

『代表的日本人』(117―118)

勇気とは恥をかくこと

一人の生徒が質問に立ちました。

「でも、勇気ってどうやったら出るんですか？」

それに対して、私は二つの話をしました。一つは、今、自分がなすべきことに集中しようと言うこと。例えば人前で歌わなければいけない場合、「恥ずかしい」「みんなに笑われるんじゃないか」という気持ちがあると、恐ろしくも感じるでしょう。しかし、そこから離れて「もう歌うしかない」と思えれば、自然と勇気は湧いてくるのです。

もう一つは、公共心を優先すること。自分がグダグダすることは、その場にいる全員にとって時間のムダです。ますます歌いにくくもなるでしょう。ならばさっさと歌ったほうがいい。そう判断できれば、それが一歩前に出る原動力になるはずです。

『バカになれ』（43－44）

自己肯定力と自己評価

ところで、実際の才能から言うと、自己肯定力の高い人に比べて、自己肯定力が低い人の方がはるかに才能があるというケースは驚くほど多い。自己肯定力が低いまま客観視すると、実力がかなり上でも、「俺はせいぜい真ん中か」と考えるのに対し、オレ様系は実力がうんと下なのに、「俺は才能がある」と思い込んでいるためである。

客観的に見たときに自己評価がマイナスであっても、自己肯定力は保つのが成功のポイントである。1つの理想は、自己肯定力が高いままで、客観的にも評価できる自分を少しずつ作り上げていくことだ。

『眼力』（146）

自分を戦友と思う

私は小さいときから自分を肯定することは得意だった。これが自分を戦友と思う感覚と混じり合うと、すごいパワーを発揮する。もちろん私は、自己客観視する力をとても大事なものだと思っている。だが自己客観視と自己肯定ではどちらが本当の意味で自己を突き動かす原動力になるかと言えば、やはり自己を肯定する力だ。寂しいとき、人は自信を失いやすい。そんな中でも自分を勇気づけてくれる力は自己肯定力をおいて他にない。その最たるものが自己絶対視である。

『孤独のチカラ』（80）

「リスペクトする」とは、相手のエネルギーを蓄えること

リスペクトにはエネルギーが必要です。誰かに私淑し、その人の人生を短期間でものにしようというのですから、行動の密度は当然、濃くなります。決して楽なことではありません。しかし、尊敬できる人物に学ぶということは、実は相手のエネルギーを自分の中に蓄えるということでもあるのです。

『大人のための道徳教科書』（216）

「養生」とは生きている時間を上手に過ごすこと

昔にくらべてあきらかに長くなった人生をどう生きるか。それは現代の日本社会に生

きる私たちにとって切実な問題となっています。そこであらためて見直したいのが、昔ながらの「養生」という考え方です。

「養生」とは一般に、日頃から病気に気をつけ、健康であるように努めることを指します。ただ、この言葉は「生を養う」と書くように、単純に健康のことだけを言っているのではなく、「生きている時間を上手に過ごす」という意味も含まれていると私は考えています。

『悔いのない人生』(76)

謙虚に始める

年を重ねていくと、何でもわかった気や知った気になりやすいものです。その点で、これまで手を出してこなかったものに挑戦するということは、若い頃のまっさらな気持ちを思い起こさせてくれます。それは精神の若返りを促してくれます。ですから、年だから今さら始めてもしようがないとあきらめるのではなく、年だからこそ一から門下生として学び直してみてはいかがでしょうか。

『年を取るのが楽しくなる教養力』（70）

人生のいつが楽しいときか

年を取ってからのほうが生活が充実し、いろいろなことをもっと楽しめます。椅子に座ってから、あ、メガネを忘れたなんていうこともあるけれど、わたしにとって、今がいちばん楽しい時です。

（『楽しみは創り出せるものよ』ターシャ・テューダー　食野雅子訳）（中略）

若い人から見れば、「若いときのほうが楽しいに決まっている」と思うかもしれないが、人生のいつが一番楽しいかは人によって違う。死が目前まで近づいてくるのは嫌だが、それを別とすれば、年齢を重ねると楽しいと私も思う。

なぜなら年を取ると自分が自分の敵ではなくなってくるからだ。若いときは自分の野心や自意識や自尊心に囚《とら》われて、食われてしまう。（中略）だが、年齢を重ねてくると、一定の達成も得られると同時に、人生にはかなわないこともあるのだという諦めも出てくる。（中略）
年を重ねた気楽さは、若いときにはなかったものである。
『人生を変える万有「引用」力』（131−133）

歳を重ねた方が挑戦は簡単

何かに果敢にチャレンジする勇気は若いときのほうが旺盛で、歳をとるとしぼんでしまうようなイメージがあるかもしれませんが、実際には歳を重ねると「経験知」が豊富になるので、勇気を出すことがどんどん怖くなくなっていくんですね。

成功体験だけでなく、うまくいかなかったこと、悔やまれてならないことなども、いろいろあった。それらの経験も蓄積されていきます。経験は「判断の物差し」になります。ですから、経験知が増えれば増えるほど、人は新たな一歩を踏み出す勇気を持ちや

すくなるのです。（中略）

自分が経験豊かになったことは自覚していても、それが次の一歩を踏み出す勇気を支えるものになっていることを意識できていない方が意外と多いのですが、ぜひ自分の強み、自分の武器に気づいていただきたいと思います。

経験は力なり——です。

『人生後半の幸福論』（183-184）

大きな声で、ライブ感を

しかし、実は中高年層こそライブ感のあるものに触れることが大事だと思います。大げさに言えば、それが生命の活性化につながるからです。

例えば、祭りもそうです。神輿をかついだり、踊りの輪に加わったりすることで、身体が自然と動き出すような感覚になる。テンションの高揚を感じられるでしょう。非日常の祝祭性によって心身が解放され、魂がインスパイアされる。錆び付いていた五感が

生き生きとよみがえり、いつの間にか快活な自分が戻っているでしょう。（中略）

では、日常生活にそうした機会がないとすれば、どうすればいいでしょうか。自身の身体でライブ感を演出すればいいのです。

手っ取り早いのは、「大きな声」を出すことです。

『バカになれ』（89－91）

時間と人間関係の配分

ベストなのは一日を社交の時間、一人の時間、家族との時間と三つくらいに時間配分しておくことです。（中略）

家族などもっとも重要な人間関係の他に、職場の人間関係、そして趣味のサークルの人間関係。この三本の柱があったとして、一本が欠けた時にはそこを補充しておくように心がけるのです。

『年を取るのが楽しくなる教養力』（140－141）

40歳は人生の正午

スイスの心理学者・ユングは、40歳頃を「人生の正午」と言いました。40歳までは太陽の陽の陽を受けるように、社会の恩恵を受けて自らを成長させていく。しかし人生の後半は、それまでの抑圧を解放し、本当の自分らしさを発見していく時期で、ユングはそのプロセスを「個性化」と表現しています。

『大人の精神力』(24)

50歳を過ぎたら少し若く

①話すスピードや動くスピードがモタモタしてくると元気がないように見えてしまうので、「いつもより少し速く」

②姿勢や歩き方に気を配り、美に対する意識を「いつもより少し高く」

③病気に負けない程度に、身体をいたわり、「ほどほどに強く」

ぐらいは心がけておくといいのではないでしょうか。

『大人の精神力』（109）

知性を鍛えて感情に対処

55歳という年齢は、今までのようには組織でのやりがいが感じられなくなり、その結果、不安や焦りに襲われてしまう可能性のある年齢です。だからこそ暇な時間を使って、知性を磨くことが必要になってくるのです。知性を鍛えることによって、感情をコントロールしていくという考えです。

『55歳からの時間管理術』（33）

承認はもういらない

50歳になったら、存在承認欲求と折り合いをつけることも必要です。いや、言い切ってしまえば、50歳になったら、もう他人からの承認は必要としなくてもよいのです。

若い人が気にするのはわかります。彼らはＳＮＳで「いいね！」が欲しいのですね。中学生だったらものすごく気にする。高校生も気にする。大学生や20代は気になって仕方がない。どこへ行ったとか何を食べたとかなんでもＳＮＳに上げて友達に見てもらい、「いいね！」を付けてもらいたい。

それを50歳になってやっていたら、正直ちょっとみっともないです。存在承認が必要なら、それはもう自分でしろと言いたくなります。

もう存在承認の欲求は、薄れていい頃です。これに関しては40歳でも「いい年して」と思いますが、50歳ともなると、本当に「いい年」ですから。

もう「いいね！」は必要ない年なんだと心に刻みましょう。

『50歳からの孤独入門』(64)

55歳は天命を知る時期

55歳とは人から評価されることが終わる年齢です。(中略)

「もうそれらはいいよ」と言えるのが55歳です。人から査定されるのはもう終わり。これからは天から評価される、すなわち天命を知る時期なのです。（中略）

大きな実績は必要ありません。小さなことであれば、自分がこれまで社会の中で果たしてきた役割は見つかるでしょう。

自分が存在したことによって、必ず何かは変わったはずです。それを肯定的にとらえ、できるだけプラスの面を考えること。マイナスの面を考えても仕方ないのです。

『55歳からの時間管理術』（27－28）

一日一日を少しのプラスで終わらせる

後半生は、あまり人生を全体として重く考えないで、一日一日を見て、「今日一日がトータルで見て少しプラスで終わればよし」とするのです。（中略）

その日一日の中で、「まあ今日もいろいろあったけど、今夜は蒲焼きだったからプラスとしておこう」というかたちで、一日のプラス・マイナスを精算して、ちょっとだけプラスで終わらせる。それが日々をうまく充実させるコツなのです。

『最強の人生時間術』（178－179）

魂のアンチエイジングに励め

60年も生きていれば、世の中のことがまったくわからないなんてことはありません。およそ現実の道理がどんなものか見えてくれば、何があっても頷きながらやっていけます。だから私は、力みを捨てて、体をほぐしながら生きていきたいと思っています。そのためには、見た目のアンチエイジングよりも魂のアンチエイジングが大事です。

『極上の死生観』（223）

自分の輪郭をはっきりさせる

孤独を感じるとは、自分の輪郭を一度はっきりとさせてみる機会だということです。

『人生練習帳』（97）

若いうちから孤独になる癖をつけておく

人としての強さは、単独者になれるかどうかに尽きるのではないかと私は思っています。一人きりの時間を楽しめる孤独力があれば、年を重ねても充足できる。何より、「いざとなったら一人でもいいのだ」と思えれば、精神も安定してきます。そのためには、ある程度若いうちから孤独になる癖をつけておいたほうがいいわけです。

『大人の精神力』（151）

私の理想の死に方

これからあと何年生きられるにせよ、煙のように軽くなり、上機嫌で朗らかに笑って、すっと亡くなるというのが私の理想の死に方です。

『極上の死生観』（223）

日本人の「道」の概念

多くの日本人は、つねに青春の感慨を秘めて、家族のためなどさまざまなことを思いながら、ストレスをためこみながらもエネルギーを仕事に傾注していく。そして、死を受け容れることを予感し、予習をはじめる。――これが一般的な日本人の精神の往く道でしょう。その特徴は「一途力」。これに役立つのは道の概念です。（中略）

わたしたちは、やっていることがすごく些細なことであっても、それは生きることに必要な、絶対不可欠なプロセスであると考える。それはプロセス＝道だからです。

『人生練習帳』（63）

平然と死を受け入れる

自分の死生観をもつことによって目指したいのは、平然と死を受け入れられる境地です。

『極上の死生観』(37)

死は解放

ソクラテスはどうやって死の恐怖を克服したのでしょうか。いや、ソクラテスはそもそも死を恐れてはいません。彼はこう考えています。

肉体とは一種の牢獄であり、魂こそが不変である。すなわち死とは、不自由な牢獄のような肉体から魂が自由になることである。この世のしがらみや身体を持つがゆえのいろいろな縛りから抜け出ることだから、全然つらいことではない——。

つまりソクラテスにとって、死は解放です。

『50歳からの孤独入門』(166)

私たちが生きる「他者の森」という世界

私たちは、亡くなった人たちも含めた「他者の森」の中で生きています。たとえ死んでも、魂はその森の中に残る。そう考えれば寂しくなくなります。

『極上の死生観』(217-218)

第7章　先人に学ぶ

社会に底流する精神文化を感じる

私たちは誰しも一人で生きているのではありません。連綿と続く文化の中で生きています。ふだんなかなか意識しないかもしれませんが、根底にある精神文化を掘り起こし、感じることで強くなれます。文化を共有している人たちとのつながりが感じられるのです。

『読書する人だけがたどり着ける場所』(64)

「学び続ける」ソクラテスの教え

相手に問うと、対話も生まれます。対話は一方的に自分の考えを言えばよいわけではありません。相手の話を聞き、相手の話に気づかされ、よいと思うことは取り入れていく行為でもあります。

「そのことはわかっていなかった。でも、おかげで知ることができた」。そういう気づきと学びがあれば、それは無知の知を自覚し、その一歩先に行けたことにもなります。

無知の知や対話することの重要性は、今も変わりません。商談や会議の場、夫婦間や友人との会話でも、無知の知を自覚しつつ、問いを投げかけ合い、対話することで成長していくこともできます。そうして考えると、二千数百年前のソクラテスの教えは今もまったく古びていないことに改めて気づかされます。

それから、無知の知は「止まらない」ことでもあります。知らないことを知れば、学び続けることになります。

『使う哲学』（85－86）

アリストテレスの言う幸福感とは

人にやってもらうのではなくて自分がやることが大切であり、そうすることで自分の力を感じ、楽しみを感じることができる。

「楽しいと思うこと。それ自体が能力なのだ」というアリストテレスの言葉は非常に深い幸福感というものを表現しているのだと思います。

『齋藤孝の絶対幸福論』(30)

他力を説く親鸞の現代性

「自分が、自分こそは」「できる、できる」というのではなく、他力になった時にふっと救いの手が現れるということを親鸞は説いています。自分のなかにスペースがない人には教えが入ってこないわけですから、まずはスペースを空けないといけない。自意識でいっぱいになっている人はなかなか悟れないし、学ぶこともできないでしょう。

『一行でわかる名著』(148)

孔子の「仁」と幸福は似ている

孔子(紀元前の中国の思想家・哲学者)も「仁を欲すれば、ここに仁に至る」としています。

「仁」は遠いところにあるものではない。求めて志ざした時点でもうすでに「仁」に至っているというのです。

幸福も似たところがあります。幸福は遠いものではない。幸福を求めて感じたならば、幸福は、いまここにあるのです。（中略）

幸福は、他人があれこれいうものではなく、自分が、これが幸福だと心の底から思えれば、それは「絶対的な」幸福感なのです。

『齋藤孝の絶対幸福論』(17)

「ゲーテの直系だ！」と考えてみる

精神力というのは自分ひとりで作るものではありません。誰かの、あるいはある集団の精神を引き継いでいくものです。であれば、誰の精神を引き継いでいくのかを、名言の引用から考えてみる。自分の祖先の系譜をたどっても、多くの場合は普通の農民だったりするのでさして面白くありませんが、精神の系譜であれば、「日本人だけれども、ゲーテの直系だ！」という考え方もできるわけです。

『大人の精神力』（49－50）

ゲーテさえも古典の前にひれ伏す

あのゲーテが自らを「小粒」と呼ぶことに、私は衝撃を受けた。ゲーテはいたずらに謙虚な風《ふう》を装う人間ではない。自他に対して客観的な評価の眼を持ち、圧倒的な（しかも根拠のある）自信を持っている。（中略）

形だけの謙虚さは、自己保身であることが多い。本当に偉大なものを知る者こそ、本当の意味での謙虚さを身につけることができる。（中略）古典力は真の謙虚さを教え、その分、同時代人に対する恐れや引け目を減らし意欲の持続を助ける。

『古典力』（72－73）

神頼みをやめたニーチェ

「これが——生だったのか」わたしは死に向かって言おう。「よし！　それならもう一度」と。

（『ツァラトゥストラ』ニーチェ、手塚富雄訳）

「神は死んだ」。この言葉に衝撃を受け、そこからニーチェの名を覚えた人も多いでしょう。（中略）

「神」が「死ぬ」とはどういう意味でしょうか。それは、人間が「自分自身の力を信じる」ということです。人間にとって神とは絶対的な存在。神は全能で、すべての価値の源泉です。（中略）

その結果、何が起こるのか。自己肯定感の欠損です。人間は神にいいところを持って行かれ、残りかすのような存在になってしまうのです。

『一行でわかる名著』（25－26）

ヒュームの「知覚の束」を意識して今を生きる

哲学者で歴史家でもあるヒュームは「人間とは知覚の束《たば》にほかならない」という言葉を残しています。「人間は知覚の束でできている」ということですが、これもまた何やらすんなりとは理解しにくい思考かもしれません。

人間には、聴覚や視覚、触覚などの五感があります。その五感を使って、一瞬一瞬、毎秒毎秒、何かしらを感じながら生きています。

たとえば、夏に外に出れば「暑い」と感じ、夏祭りの太鼓の音が聞こえてくれば「楽しそう」と思い、出店《でみせ》のお好み焼きのにおいが漂ってくれば「おいしそう」と思いそうです。これはその瞬間瞬間を知覚して生きているともいえます。そうした「今の瞬間の知覚が集まったもの」が知覚の束です。（中略）

そうして考えると、自分という実体は、金太郎飴のように同様に存在するのではなく、今の瞬間を五感で知覚し、経験することで存在するものなのかもしれません。

今、この瞬間の「知覚の束」が自分であると考えると、必要以上に過去を引きずるのが愚かしくなります。

『使う哲学』（110－112）

モームの「捨てる覚悟」

「川に落ちれば、泳ぎのうまい下手は関係ない。岸に上がるか溺《おぼ》れるか、ふたつにひとつだ。」

（『月と六ペンス』モーム、金原瑞人訳）

人には恥の概念があります。失敗して惨めな姿をさらしたくない、嘲笑されたくない。今ある物を失うのは怖い。（中略）

一方で、こんな考え方もあります。これまで築き上げてきた人生は、豊かな収穫である半面、人を今いる場所に縛り付ける〝鎖〟にもなる。（中略）

不退転の境地を示す魂のこもった言葉です。物事を始めるためには、まず飛び込む覚悟が必要なのだと、ストリックランド（編注：『月と六ペンス』の主人公）は言います。

問いを逆転させたフランクル

悲惨な現実をいやというほど見せられ、何度となく希望を打ち砕かれる中で、「人生には何も期待できない」と絶望するようになっていきます。自分には未来がないと思ってしまうわけです。すると、どんな慰めや励ましの言葉もその人の耳に届かなくなってしまいます。

そこでフランクル（編注：『夜と霧』著者）は、必要なのは問いを逆転させることではないかと考えます。つまり、「人生に何を期待できるか」ではなく、「人生が我々に何を期待しているか」と考えるべきではないか、というのです。（中略）

問われていると思えば、それに対して一生懸命に答えを出していかなければなりません。問いに対して行動するということは、すなわち未来を見据えることにほかなりません。そうして日々答えを出し、使命を果たしていく。

『一行でわかる名著』（40－41）

『大人のための道徳教科書』（271-272）

フランクルが掲げる3つの価値

フランクルは、著書『死と愛』の中で、生きていく価値には3つあると書いています。

1つ目は「創造的価値」＝何かを創造していくこと。

2つ目は「体験価値」＝素晴らしいもの、美しいものに触れて、何かを感じ取ること。

3つ目は「態度的価値」＝変えることができない運命に対して、どんな態度をとるかということ。

フランクルは、3つの価値の中で最高の価値に属するのが3番目の「態度的価値」だと明言しています。それは、「苦悩の中での勇気、没落や失敗においてもなお示す品位」などであり、「人間が息をしている限り、また彼が意識を持っている限り、人間は価値に対して、少なくとも態度的価値に対して、責任を担っているのである」と言うのです。

『大人の精神力』（167－168）

ドラッカーの言う「成功者の条件」

オーストリアの経営学者ピーター・ドラッカーは『経営者の条件』という著書で、「成功した経営者をたくさん調べたけれど、気質や個性などで共通する点はほぼ何もなかった」ということを記しています。

つまり、「このタイプの人間だから成功する」とは断言できない。「共通しているのは成功したという事実だけなのだ」と。

『齋藤孝の絶対幸福論』（155）

兼好法師が諫める「恥ずかしがり」

偽りても賢《けん》を学ばんを、賢といふべし。

（『徒然草』兼好法師）

『徒然草』の魅力は、本質をズバッと見抜く兼好の眼力にあります。（中略）兼好はこう言っています。なにごとも下手でもいいから人前で堂々とやれと。恥ずかしがる人は「一芸《いちげい》も習ひ得《う》ることなし」なのです。

『一行でわかる名著』（66－67）

兼好法師に学ぶ鈍さの効力

最後に、「上達論の大家」としての兼好法師を象徴しているのではないかと思われる文を引いておきたい。

「よき細工《さいく》は、少し鈍《にぶ》き刀《かたな》を使ふといふ。妙観《めうくわん》が刀はいたく立たず。」

指物師や彫刻師などのうち、よい細工をする者は、少し切れ味の悪い刀を使うという。名人と言われた妙観の刀は鈍かったという内容である。第二百二十九段はこの文章のみ

で、他にはヒントはない。（中略）
どのようなときにこの言葉が技として働くかと言えば、たとえば概念（コンセプト）をつくるときである。概念は現実を切り取る刀のようなものだ。刀としての概念にも刃の鋭利なものと鈍いものとがある。あまりに鈍ければ、もちろん役には立たない。一方あまりに鋭いコンセプトも普及に向いていないこともある。使い方がうまい場合には、少し鈍めのコンセプトの方が効力を発揮することがある。
〈腰肚《こしはら》文化〉、〈積極的受動性〉、〈段取り力〉、〈質問力〉といった概念をつくる際に心がけたのは、新奇な鋭さを売り物にした概念ではなく、少々鈍くても使いこなすことが容易な概念にすることであった。

『「できる人」はどこがちがうのか』（138－139）

上杉鷹山の決意と確信

上杉鷹山といえば有名なのが、「なせば成る　なさねば成らぬ　何事も　成らぬは人

の　なさぬなりけり」の歌だ。「伝国の辞」とともに次期藩主に贈られたが、もともとは中国の歴史書『書経』の記述に由来しているらしい。

この歌から感じられるのは、「自分たちはできるのだ」という強い決意と確信だ。鷹山の原動力が、単なる義務感や使命感だけではなかったことがわかる。だからこそ、一連の困難な改革を成功に導けたのだろう。

実は今日のスポーツにおいても、これは重要な要素だ。「勝ちたい」ではなく、最初から「勝てる」「負けるはずがない」と思い込んでいると、ピンチに立っても動じず、最後に底力を発揮して勝つことがある。これを「勝者のメンタリティ」という。（中略）

つまりは、どれだけ強い「勝者のメンタリティ」を持てるかが、勝負の行方を大きく左右するということだ。これが伝統の重みというものである。

『リーダーシップとは言葉の力である』（142－143）

期間を区切って没頭する北斎流の学び方

三年没頭する――これが北斎流の学び方だ。

北斎にはおそらく、「この仕事ではこのワザを磨こう」という意識があったはずだ。世の中の需要に応え、商業ベースで仕事をしながら、かつ、自らのワザを磨く。しかも三年間はじっくりとそのジャンルに腰を据える。

もちろん世の中の需要が、自身の希望と合致するとは限らない。会社でたとえるなら、希望部署と配属部署が一致しないようなものだ。

だが、たとえ希望部署でなくとも、「ここではこれを学ぼう」という気持ちさえあれば、前に進める。意に沿わない配置転換や異動を、プラスに変えていくやり方だ。北斎はそうやって、世間の需要と、自身の芸術に対しての欲望を合致させてきた。

コツは「区切る」ことだ。「この時期にこれを機会としてこのワザを磨く」という時期概念を持つことだ。一生、その時期が続くわけではない。期間限定だ。希望と違った仕事でも、期間限定だったら、我慢し、踏ん張ることもできるだろう。そうやって、そこでしか学べないワザを身に付けていく。

『ブレない生き方』（41－42）

漱石の自信回復プロセス

「自己本位」の発見を機に、漱石は初めて他人の顔色を窺いながら行う研究から解放された。文学が対象だからといって、西洋人にはかなわないと卑下する必要はないし、まして西洋人ぶることもない。自分なりに「ここが自分の居場所」と見定め、しっかり腰を落ち着け、自分の頭で考えた研究をすればいいと気づいたのである。

ここで興味深いのは、こう思い至った時点で、まだ何も変わっていないということだ。およそ〝悩める人〟というものは、とりあえず何か行動を起こし、少しずつ自信を回復し、やっと解決の糸口を得るのが一般的なプロセスだ。しかし漱石の場合、まず「自己本位」という信念を確立させ、そこから実際の行動を起こし、少しずつ力を得ていくというプロセスをたどったのである。

『情熱のスイッチ』（178－179）

賢治の自然交感力

賢治には、小さな生命に感じやすく、自然と豊かに交感する感応力と、「世界がぜんたい幸福にならないうちは個人の幸福はあり得ない」（『農民芸術概論綱要』）と宣言する強い倫理的な意志力が、ともにあふれている。賢治の作品では、木でも火山岩でも動物でも、自然はすべて生あるものとして描かれる。これらの生命をすべて殺さずに、みんなが幸せになるやり方を、常に求めるまっすぐなやさしさは、生命を殺さずには生きられない自らの原罪を責める姿と相まって、生命に対する感受性が稀薄になった者たちにも新鮮な衝撃を与える力を持っている。賢治においては、競争社会では通常弱さと捉えられる「傷つきやすさ」が、反転して強さとなって現れている。

『宮沢賢治という身体』（3）

「非日本的」な賢治の自己

賢治の地水火風の想像力は、われわれの「日本的」な限定された想像力に息を吹き込むものである。その物質的想像力の技は、われわれを解き放つと同時に、その硬質さによってわれわれを鍛える可能性をもっている。『春と修羅』序で宣言された、賢治の、まっすぐすっきりと屹立した透明な自我と垂直な身体性は、「非日本的」なものである。賢治の生のスタイルは、互いに甘え合う中で明確な自我を研ぎ澄ますことをむしろ避ける「日本的」な自己の在り方や他者との関係の仕方とは異なる。他者との同質性を求めるあまりに他者をひきずりおろしたりする態度とは、対極的な生のスタイルが賢治には見られる。賢治の自己は、西洋の近代的自我の在り方ともまた異なるものなので、ここでは西洋的、近代的というよりは、「非日本的」という表現をしておきたい。

『宮沢賢治という身体』（8－9）

素直さを大事にする松下幸之助

素直さは人を強く正しく聡明にする。逆境に素直に生き抜いてきた人、順境に素直に伸びてきた人、その道程《どうてい》は異なっても、同じ強さと正しさと聡明さを持つ。

（『道をひらく』松下幸之助）（中略）

「ビジネスの根本は素直さだ」といわれたら何か拍子抜けの感じがするかもしれない。だが、何かを教える立場として実際に人に接してみると、素直ではない人を教えるのは本当に疲れる。だから素直さは大変貴重な資質であり、かつビジネス社会で生き残るために必須の、獲得すべき技のようなものである。

『人生を変える万有「引用」力』（31－32）

松下幸之助の助け合いと他者実現

神さまではないのだから、全知全能を人間に求めるのは愚の限りである。人に求めるほうも愚なら、いささかのうぬぼれにみずから心おごる姿も、また愚である。人を助けて己の仕事が成り立ち、また人に助けられて己の仕事が円滑に進んでいるのである。

（『道をひらく』松下幸之助）（中略）

私は、まず自己実現に走るより、他者のリクエストを実現する他者実現のほうが結果的に自己実現をしやすいと考えている。初めから自己実現を考えている人は、意外に自己実現に至らないケースが多い。しかし他者実現をしていると、自己実現の可能性が広がっていく。

『人生を変える万有「引用」力』（164、167）

「清濁併せ呑む」田中角栄の「情」の力

金権政治の象徴として批判を浴びたにもかかわらず、田中角栄を支持する人たちがいた背景には、「情」によって関係を結べる器《うつわ》の大きさがあったのは間違いありません。そして、それが多くの人々を魅了しました。当たり前のように大学に行った人たちが忘れてしまいがちな情の濃さを田中角栄は強烈に持っていました。

そういう人物が今はもうあまり出にくいのはなぜでしょうか。それは私たちの暮らす社会がポジティブシンキングや合理的なロジカルシンキングを重視しており、薄い知性はあっても情の世界を失っているからだと思います。

『知性の磨き方』(165)

野口晴哉が指摘したエネルギーの状態

エネルギーが余るとだるくなる、暴れたくなる。けれども、ちょうどいい時は快い。

(『整体入門』野口晴哉)(中略)

抑えられていると、ついには暴れたくなってしまう。

だから発散することがとても大事だ。これは大人でも同じで、私は会議や授業で取りまとめ役がする一番重要な仕事は、エネルギーの状態に気を配ることだと思っている。

たとえば授業なら、出席している学生たちの様子を見て、今はしゃべりたがっているのか、聞きたがっているのか、身体の状態に気を配る。

『人生を変える万有「引用」力』（211、212－213）

宗茂が引退を決意した理由

かつて名ランナーの宗茂《そうしげる》が、引退後のテレビのマラソンの解説で、こう言っていた。

「いつ自分が引退するときがきたなと思ったかというと、あるマラソンレースでスタートラインに立ったときにちっとも緊張していない自分に気がついたんです。そんなことは今までにはなかった。それまではいつだって、ものすごく緊張して手に汗がにじんでいたのに、そのレースにかぎっては全く緊張しなかった。そのとき、ああ自分はもう引退するべきときにきたんだなって悟りました。普通、緊張するのはよくないことだといわれていますけど、逆で、まだ力があるから緊張するんです。緊張できなくなったら、そのときはもう終わりなんです」

『くんずほぐれつ』(16)

学び続ける人の輝きを伝える孔子

学は及ばざるが如くするも、猶《な》おこれを失わんことを恐る。

(『論語』孔子)

価値観が多様化した現代は、自分の拠り所を持ちにくい時代です。そんな時代にあって、しっかりとした心の支えとなる本をどう選ぶか。『論語』はその有力な候補になる。なぜなら、日本文化にしっかり根を下ろしているからです。論語の中で、もっとも核とすべきことはなにか。私は、〝学ぶことを中心として人生を作り上げる〟という思想ではないかと思います。(中略)学問は追っても追いつけないほど努力しても、それでも目標を見失いそうになるものだ、と。

どんなに学んでも、まだまだ学ぶことがある。また、時が経つにつれ、学んだことを忘れてしまうこともある——そのような向上心を持つ人だけに訪れる緊張感が、人としての輝きを増す。孔子はそう言っているのです。

『一行でわかる名著』（162-163）

「引用の森」を走り抜ける

知識とは引用の集大成だ。ビジネスでも学問でも芸術でも、とにかく世の中の第一線で活躍している人は、豊かな「引用の森」を持っている。

彼らに共通するのは正確な思考力、判断力である。彼らにはいろいろな引用が折り重なって繁茂している森の中を、クリアな意識と、それによって得られた経験知によって走り抜けていく野生動物のような能力がある。

『人生を変える万有「引用」力』（223）

おわりに

音楽の世界では、ベスト盤をリリースすることは珍しくありません。リリースした楽曲のなかから、自分のファンに届けたい楽曲を集める。あるいは、初めてのリスナーに向けて、「これが自分だ！」と言える楽曲をセレクトして表現する。その作業は、過去の振り返りであり、経験の棚卸しともいえるでしょう。

一方、出版の世界では、〝ベスト版〟は、あまり出版されていません。しかも、小説家やエッセイストの全集ならともかく、私のような学者であり、著述家が、過去の作品をまとめた書籍は少ないと思います。

それでも、なぜ私が本書を編纂したのか。「はじめに」で触れた〝心のはり治療〟をするとともに、私の経験を活力としてほしいからです。

人間には活力が必要です。それでは、どうやって活力が得られるのでしょうか。おいしいものを食べること、美しい景色を見ること、好きな映画を見たり、音楽を聞いたりすること——。それは人によって、さまざまです。そのなかでも、ぜひ皆さんに実践していただきたいのは、言葉によっても活力を得ることです。それも、時の洗練を経て、多くの人に力を与えてきた、先人の偉大なる言葉です。

今回、本書に収録されている言葉の数々は、私がこれまで記してきたものです。しかし、一人で考え、一人で産みだした言葉はありません。なぜなら、私の思考は、これまでの1万冊以上における読書の土台の上に築かれているからです。

偉大なる哲学者や社会運動家、何百年にもわたって読者を楽しませてきた文豪、そういう偉大なる先人たちの魂と触れ合う読書から生まれたのが、本書で登場する言葉です。いわば私自身がコーヒーメーカーのような役割を果たして、〝おいしい〟言葉ばかりを注ぎ込む役割を担ったわけです。そして、本書で得た言葉の体験は、自身の経験とすり合わせて、本当の意味で身につけていただければ幸いです。

〝ベスト版〟の形を採用することで、今から実際に実践できる現実的な言葉から、生きることに意味を与える哲学的な言葉まであらゆる言葉を収録することができました。それらの言葉が、ビジネスの最前線で働く現役世代から、一線を退いたリタイア世代、家庭で子どもの教育に熱意を注いでいる方や学生まで、多くの方の活力になることを期待しています。

そのなかでも、ぜひ学びの活力が湧くきっかけになることを願っています。私は教育学者として人生を歩み学ぶことの素晴らしさを、人生のなかで実感してきました。この本をきっかけとして、新しく学びたい、今までにない世界に飛び込んでみたいという思いが刺激され、これからの人生がより有意義で芳醇なものになれば、これほど幸せなことはありません。

二〇二一年八月

齋藤 孝

出典図書一覧（五十音順）

『アイディアの神が降りてくる 「3」の思考法』朝日新書、二〇一六年
『「頭がいい」とは、文脈力である。』角川文庫、二〇〇九年
『頭のよさとは「説明力」だ』詩想社新書、二〇一九年
『暗記力』NTT出版、二〇一〇年
『息の人間学』世織書房、二〇〇三年
『生きることの豊かさを見つけるための哲学』トランスビュー、二〇一九年
『「意識の量」を増やせ！』光文社新書、二〇一一年
『一行でわかる名著』朝日新書、二〇二〇年
『1分で大切なことを伝える技術』PHP新書、二〇〇九年
『違和感のチカラ――最初の「あれ？」は案外正しい！』角川oneテーマ21、二〇〇九年
『大人の精神力』ベスト新書（KKベストセラーズ）、二〇一三年
『大人のための道徳教科書』育鵬社、二〇一九年
『大人の読解力を鍛える』幻冬舎新書、二〇一九年
『折れない心の作り方』文藝春秋、二〇〇八年
『からだ上手 こころ上手』ちくまプリマー新書、二〇一一年
『考え方の教室』岩波新書、二〇一五年

『眼力』知的生きかた文庫（三笠書房）、二〇〇八年
『悔いのない人生――死に方から生き方を学ぶ「死生学」』ＳＢ新書（ＳＢクリエイティブ）、二〇一五年
『くすぶる力』幻冬舎、二〇一三年
『くんずほぐれつ』文春文庫、二〇〇五年
『原稿用紙10枚を書く力』だいわ文庫（大和書房）、二〇〇七年
『語彙力こそが教養である』角川新書、二〇一五年
『呼吸入門――心身を整える日本伝統の知恵』角川新書、二〇一五年
『極上の死生観――60歳からの「生きるヒント」』ＮＨＫ出版新書、二〇二〇年
『55歳からの時間管理術――「折り返し後」の生き方のコツ』ＮＨＫ出版新書、二〇一九年
『50歳からの孤独入門』朝日新書、二〇一八年
『古典力』岩波新書、二〇一二年
『孤独のチカラ』新潮文庫、二〇一〇年
『子どもに伝えたい〈三つの力〉――生きる力を鍛える』ＮＨＫブックス、二〇〇一年
『子どもの学力は「読解力」で決まる！――小学生のうちに親がゼッタイしておきたいこと』朝日新聞出版、二〇一二年
『コミュニケーション力』岩波新書、二〇〇四年
『最強の人生時間術』祥伝社新書、二〇一一年
『齋藤孝の絶対幸福論』実業之日本社、二〇一六年

『齋藤孝の速読塾――これで頭がグングンよくなる！』ちくま文庫、二〇一〇年
『齋藤孝の「伝わる話し方」――共感を呼ぶ26のコツ』東京堂出版、二〇一四年
『雑談力が上がる話し方――30秒でうちとける会話のルール』ダイヤモンド社、二〇一〇年
『三色ボールペンで読む日本語』角川文庫、二〇〇五年
『思考中毒になる！』幻冬舎新書、二〇二〇年
『自然体のつくり方』角川文庫、二〇〇七年
『質問力――話し上手はここがちがう』ちくま文庫、二〇〇六年
『10歳若返る会話術』集英社文庫、二〇二一年
『情熱のスイッチ』大和書房、二〇一二年
『人生後半の幸福論――50のチェックリストで自分を見直す』光文社新書、二〇一八年
『人生練習帳』草思社文庫、二〇一二年
『人生を変える万有「引用」力』ベスト新書（KKベストセラーズ）、二〇〇九年
『身体感覚を取り戻す――腰・ハラ文化の再生』NHKブックス、二〇〇〇年
『身体の知恵』大和書房、二〇〇七年
『坐る力』文春新書、二〇〇九年
『退屈力』文春新書、二〇〇八年
『代表的日本人』ちくま新書、二〇〇八年
『「対面力」をつけろ！』光文社新書、二〇一三年

『田中角栄　人を動かす話し方の極意』朝日新聞出版、二〇一六年
『段取り力――「うまくいく人」はここがちがう』ちくま文庫、二〇〇六年
『知性の磨き方』SB新書（SBクリエイティブ）、二〇一七年
『知的人生を楽しむコツ』PHP研究所、二〇一七年
『使う哲学』ベスト新書（KKベストセラーズ）、二〇一六年
『「疲れない身体」をつくる本――あらゆるストレスをため込まない毎日の習慣』PHPエディターズ・グループ、二〇一五年
『疲れにくい心をつくる　すすっと瞑想スイッチ』幻冬舎、二〇一一年
『「できる人」はどこがちがうのか』ちくま新書、二〇〇一年
『手抜き力』KKベストセラーズ、二〇一四年
『読書する人だけがたどり着ける場所』SB新書（SBクリエイティブ）、二〇一九年
『読書のチカラ』だいわ文庫（大和書房）、二〇一五年
『読書力』岩波新書、二〇〇二年
『年を取るのが楽しくなる教養力』朝日新書、二〇一六年
『バカになれ――50歳から人生に勢いを取り戻す』朝日新書、二〇一九年
『発想力』文春文庫、二〇〇六年
『ビジネス小説で学ぶ！　仕事コミュニケーションの技術』朝日新書、二〇一三年
『人の心をギュッとつかむ好感度UPの法則』大和書房、二〇〇八年

『人はなぜ学ばなければならないのか』じっぴコンパクト新書（実業之日本社）、二〇一六年
『100％人に好かれる聞く力』大和書房、二〇〇七年
『〈貧乏〉のススメ』ミシマ社、二〇〇九年
『ブレない生き方——自分に軸を通す』光文社知恵の森文庫、二〇一一年
『文脈力こそが知性である』角川新書、二〇一七年
『偏愛マップ——ビックリするくらい人間関係がうまくいく本』新潮文庫、二〇〇九年
『前向き力——脱力すれば、うまくいく』ちくま文庫、二〇一四年
『まねる力——模倣こそが創造である』朝日新書、二〇一七年
『宮沢賢治という身体——生のスタイル論へ』世織書房、一九九七年
『リーダーシップとは言葉の力である』日本経済新聞出版社、二〇一三年

齋藤　孝　さいとう・たかし
1960年静岡県生まれ。東京大学法学部卒業。同大学院教育学研究科博士課程等を経て、現在明治大学文学部教授。専門は教育学、身体論、コミュニケーション論。日本語ブームをつくった『声に出して読みたい日本語』(草思社／毎日出版文化賞特別賞)をはじめ、『読書力』(岩波新書)、『大人の語彙力ノート』(SBクリエイティブ)などベストセラー著書が多数ある。テレビ・ラジオ・講演等多方面で活躍。NHK Eテレ「にほんごであそぼ」総合指導。

朝日新書
834

ベスト・オブ・齋藤孝《さいとうたかし》
頭《あたま》を良《よ》くする全技法《ぜんぎほう》

2021年 9 月30日 第 1 刷発行

著　者　齋藤　孝

発行者　三宮博信
カバーデザイン　アンスガー・フォルマー　田嶋佳子
印刷所　凸版印刷株式会社
発行所　朝日新聞出版
〒104-8011　東京都中央区築地 5-3-2
電話　03-5541-8832（編集）
　　　03-5540-7793（販売）

Published in Japan by Asahi Shimbun Publications Inc.
ISBN 978-4-02-295118-2
定価はカバーに表示してあります。
落丁・乱丁の場合は弊社業務部(電話03-5540-7800)へご連絡ください。
送料弊社負担にてお取り替えいたします。

諦めの価値

森　博嗣

諦めは最良の人生戦略である。なにかを成し遂げた人は、常に多くのことを諦め続けている。あなたにとって、何が有益で何が無駄か、「正しい諦め」だけが、最大限の成功をもたらすだろう。人気作家が綴る頑張れない時代を生きるための画期的思考法。

人事の日本史

遠山美都男
関　幸彦
山本博文

一大リストラで律令制を確立した天武天皇、人心を巧みに摑んだ武家政権生みの親・源頼朝、徹底した「能力主義」で人事の停滞を打破した松平定信……。「抜擢」「出世」「派閥」「査定」「手当」「肩書」などのキーワードから歴史を読み解く、現代人必読の書！

インバスケット経営思考トレーニング

生き抜くための決断力を磨く

鳥原隆志

ロングセラー『インバスケット実践トレーニング』の経営版。コロナ不況下に迫られる「売上や収入が2割減った状況で行うべき判断」を、ストーリー形式の4択問題で解説。経営者、マネージャーが今求められる取捨選択能力が身につく。

税と公助

置き去りの将来世代

伊藤裕香子

コロナ禍で発行が増えた国債は中央銀行が買い入れ続けた。金利が急上昇すれば利息は膨らみ、使えるお金は限られる。保育・教育・医療・介護は誰もが安心して使えるものであってほしい。持続可能な社会のあり方を将来世代の「お金」から考える。

私たちはどう生きるか

コロナ後の世界を語る2

マルクス・ガブリエル
オードリー・タン
東　浩紀　ほか／著
朝日新聞社／編

新型コロナで世界は大転換した。経済格差は拡大し社会の分断は深まり、暮らしや文化のありようも大きく変わった。これから日本人はどのように生き、どのような未来を描けばよいのか。多分野で活躍する賢人たちの思考と言葉で導く論考集。